I0883196

Nachrichten

über die

Gesundheitszustände in verschiedenen Hafenplätzen.

Auf Veranlassung der

Deputation für Handel und Schifffahrt

zusammengestellt

von

Dr. med. Max. Leudesdorf.

Siebentes Heft.

HAMBURG.
L. Friederichsen & Co.,
Land- und Seekartenhandlung.
Geographische und nautische Verlagshandlung.
1874.

Ueber die Behandlung einiger Küstenkrankheiten,

zusammengestellt

nach den Erfahrungen der englischen Kriegsmarineärzte und den deutschen Consularberichten.

I. Gelbes Fieber.

Man isolire alle Gelbfieberkranken, im Falle sie nicht an Land geschickt werden können, auf Deck und zwar unter dem Winde. Im Anfang der Krankheit gebe man gelinde Abführmittel, wenn nicht schon Durchfall besteht. Auch heisse Bäder, um Schweiss hervorzurufen, und andere schweisstreibende Mittel wurden auf den Bermuda Inseln und in Puerto Cabello angewendet. Mit Limonensaft und Kochsalz behandelte man in San Jose de Costa Rica, mit Abführmitteln und Limonaden in St. Jago de Cuba. Das Erbrechen und den Schluckauf bekämpfe man mit kohlensäurehaltigen Getränken, Eis, doppeltkohlensaurem Natron, lege Senfteige oder Blasenpflaster auf die Magengegend oder lasse daselbst etwas Aether oder Chloroform verdunsten. Die grosse Hitze der Haut werde durch öftere kühle Waschungen des Körpers zu erniedrigen versucht (Rio de Janeiro). Zur Linderung der Kopfschmerzen und um die Schlaflosigkeit zu heben, sind ebenfalls wiederholte kalte Waschungen von Gesicht und Kopf, Brust und Armen nutzbringend, auch werde das Haupthaar kurz abgeschnitten. Gegen die heftigen Rückenschmerzen werden in Terpentinöl getauchte auf die Nierengegend gelegte Lappen empfohlen, wodurch auch die mangelhafte oder unterdrückte Urinabsonderung eher gehoben wird. Gegen äusserliche Blutungen wird Betupfen mit chlorsaurer Eisentinctur angerathen, gegen innerliche (Blutbrechen) waren Gerbsäure und Carbolsäure mit Eis zuweilen hülfreich, auch trockene Kälte auf den Leib applicirt. Schwindet der Puls, tritt Kälte ein, so suche man mit guten Spirituosen zu beleben (wo möglich Rheinwein und Champagner).

Die Kranken aufzurichten ist gefährlich, sie müssen streng in horizontaler Lage erhalten werden. Die Behandlungsweise der Creolen und Neger wird im Uebrigen verworfen, doch soll eine Mischung von Citronensaft, Campher und Salz, mit der sie den Körper einreiben, zuweilen von Nutzen sein. Können die Kranken Nahrung bei sich behalten, so verabreiche man kleine Quantitäten Fleischbrühe, beef-tea, Fleischextract, Kalbfussgelee und als Getränk diene Citronensaftwasser oder Branntewein und Wasser.

Das Schiff selbst werde öfters mit Carbolsäurelösungen besprengt, nur frisches Trinkwasser vom Lande benutzt und so bald wie möglich nach kühleren Breiten gesegelt.

Speciell in Beziehung auf Rio de Janeiro wird gerathen, bei herrschendem gelben Fieber im Aussenhafen und nicht bei den Euchadas- und Cobras-Inseln zu ankern, wo die Hauptniederlagen für Kohlen sind.

II. Dysenterie.

Um den heftigen Stuhlzwang su heben, wird vor Allem Ricinussöl angerathen, z. B. 15 Gramme mit 1½ Gramme Laudanum, dann alle 2 Stunden 24 Centigramme Ipecacuanha mit 3 Centigramme Opium bis die krankhaften Erscheinungen sich gelegt haben. Die milderen Fälle werden mit Ricinusöl allein zu gutem Ende geführt. Auch zeigte sich mitunter im Beginne der Krankheit ein heisses Bad von Nutzen, in dem man den Kranken so lange liess, bis er gehörig matt wurde oder stark schwitzte, den Schweiss suchte man alsdann 6 Stunden lang zu unterhalten. Waren hiernach noch nicht alle schlimmen Zeichen verschwunden, so wiederholte man mitunter die Procedur. Senfteige, Blasenpflaster in schlimmen Fällen, auf die schmerzhaftesten Stellen des Leibes applicirt, werden ebenfalls gerühmt, desgleichen Breiumschläge. Strenge Diät ist Hauptsache, so lange noch nicht vollkommene Genesung eingetreten: schwache Brühen, Haferschleim, Milch (wo möglich), oder auch dreimal täglich eine lauwarme Brotsuppe mit etwas Portwein. Ricinusöl, salinische Abführmittel, Ipecacuanha, Opium bilden die Hauptbasis der Behandlung in Asien und Amerika.

III. Sumpffieber (Küstenfieber.)

Gegen die Sumpffieber der Donaustationeu zeigte sich Chinin mit Dowers-Pulver und Bismuth von grossem Nutzen. Es wird ferner empfohlen in Smyrna, erst Abführungsmittel, dann ⅓ Gramme Chinin alle halbe Stunde zu nehmen, in Akyab erst Brech- oder Abführungsmittel, dann Chinin in der fieberfreien Zeit zwischen den Anfällen, 6 Decigramme bis 1 Gramme, 25 Centigramme auf einmal. Auch an der chinesischen Küste, ferner bei den Fiebern der Insel Gross-Natuna und denen von Sarawak auf Borneo werden erst eröffnende Mittel und dann Chinin in grosser Dosis angerathen.

An der Westküste von Afrika, auf dem Congo, gab man der Mannschaft, um sie möglichst vor dem Fieber zu schützen, täglich 30 Centigramme Chinin. Erkrankte doch Jemand, so erhielt er zuerst dieselbe Gabe Chinin mit 30 Gramme Bittersalz und dann das Chinin allein zweimal am Tage wiederholt, War der Magen sehr reizbar, so waren Senfteige, kleine Quantitäten Branntwein oder Toast mit Wasser, auch Eis dienlich. In und bei Zanzibar giebt man Abführungsmittel und dann 30—60 Centigramme Chinin, auch mehr, öfters am Tage wiederholt, oder erst Calomel, dann verdünnte Salzsäure und schliesslich grosse Gaben Chinin.

Ebenfalls Abführungsmittel und dann Chinin werden in Tampico und Colon (Aspinwall) empfohlen, Brechmittel aus Ipecacuanha oder salinische Abführungsmittel und dann Chinin in Callao, kühlende Getränke und nachher Chinin in Aux Cayes und Domingo City, in Paramaibo bei schlimmen Fällen 1 Gramme, 25 Centigramme Chinin auf einmal, ausserdem an der Südostküste Amerikas Chinin, gute Kost und Spirituosen, ähnlich auf den Südseeinseln. An der Ostküste des tropischen Australiens waren grosse Gaben Chinin nöthig, um der Krankheit Herr zu werden.

IV. Sonnenstich.

Aus Indien empfiehlt man, den Befallenen möglichst rasch an einen schattigen Platz zu bringen, Hals und Brust zu entblössen, dann diese und das Gesicht mit kaltem Wasser öfters zu besprengen, bis freies Athmen eintritt. Von Zeit zu Zeit halte man dabei dem Kranken Riechsalz vor die Nase. Kommt er auf diese Weise nicht zur Besinnung oder ist seine Körperhitze eine sehr grosse, so werde er in ein angefeuchtetes Betttuch gewickelt und ihm fleissig Luft zugefächelt, auch lege man ihm, wenn es irgend zu haben ist, Eis auf den Kopf und gebe ein Abführmittel.

Nachrichten

über die

Gesundheitszustände in verschiedenen Hafenplätzen.

Auf Veranlassung der

Deputation für Handel und Schifffahrt

zusammengestellt

von

Dr. med. Max. Leudesdorf.

Siebentes Heft.

HAMBURG.
L. Friederichsen & Co.,
Land- und Seekartenhandlung.
Geographische und nautische Verlagshandlung.
1874.

INHALT.

Europa.

Das zur Zusammenstellung benutzte Material stammt von dem Medicinal-Inspector Herrn Dr. Kraus.

Hamburg, 53° 33′ N., 9° 59′ O.,*) d. 1. December 1873.

Bevölkerung nach der letzten Zählung 348,127 (Stadt und Gebiet.)

Die günstigen Gesundheitsverhältnisse im ersten Quartale von 1873 sind uns im weiteren Verlaufe des Jahres nicht ganz treu geblieben. Es war schon lange von den Gelehrten prophezeit worden, dass die Cholera aus dem Osten und Süd-Osten Europa's weiter vordringen und auf die schwachen Anfänge einer Epidemie im Jahre 1871 eine stärkere nachfolgen würde. Dieses hat sich im dritten Quartale des Jahres bewahrheitet und wenn auch unsere Verlüste für eine so bevölkerte Stadt keine überaus grosse zu nennen sind, so haben sie es doch zu Wege gebracht, dass die Sterbezahl grösser als die Geburtsziffer geworden ist. Bei der offen einzugestehenden Unkenntniss über die eigentlichen Ursachen der Krankheit, liess sich nicht erwarten, dass in sanitätlicher Beziehung irgend etwas hätte geschehen können, um uns vor der Epidemie zu bewahren, es sei denn die auch für gewöhnliche Zeiten hier wie in allen civilisirten Staaten beständig fortgesetzte Bemühung, den Stand der öffentlichen Gesundheit in jeder Beziehung zu bessern, die beste Vorbauung aller Epidemien. Nachdem die Cholera schon seit über 42 Jahren in Europa eingedrungen ist und dasselbe so häufig verheert hat, sind wir beinahe nur um die Erfahrung reicher geworden, dass wir es mit keiner Krankheit zu thun haben, die sich durch Quarantainen abhalten liesse. Während ein Stadttheil stark leidet, wird der daran stossende garnicht oder kaum afficirt, ähnlich geht es mit einander benachbarten Städten, Provinzen, Ländern. Uns unbekannte unsichtbare Barrieren verhindern die Krankheit halbe Jahre und Jahre lang am Weiterdringen, dann überspringt sie auf einmal wieder weite Länderstrecken und durchseucht ganze Welttheile. Wie kann auch, wenigstens was Europa anbetrifft, von einer auf die Dauer schützenden Absperrung die Rede sein, wo, was nicht zu Wasser importirt wird, auf den zahlreichen Verkehrswegen der Eisenbahnen um so rascher eindringt. Selbst die Engländer, welche doch durch ihre insulare Lage vorzüglich begünstigt erscheinen, haben darauf verzichtet, Quarantaine Frankreich gegenüber zu verhängen, da es als ein Unding erschienen ist, anstatt einer in wenigen Stunden und fortwährend bestehenden Verbindung, wenigstens auf eine Woche jedes Schiff zu sequestriren, denn anders kann nicht gehofft werden irgend welche Sicherheit zu haben, dass scheinbar gesunde Passagiere nicht doch noch die Krankheit einschleppen. Wenn nun dieselben, wenn auch modificirten, Massregeln den übrigen Staaten Europas gegenüber eingeführt und Jahr und Tag aufrecht erhalten werden sollten, so würde die daraus erfolgende Calamität

*) Die Angaben der Längen und Breiten sind theils dem englischen Atlas von Black mit 50 Tafeln Längen und Breiten als Index entnommen, theils Domke, theils werden sie noch von früher her der Norddeutschen Seewarte verdankt, theils dem Inhaber einer Land- und Seekarten-Handlung, Herrn Friedrichsen & Co., theils und für die Folge endlich dem Director der Hamburgischen Sternwarte Herrn Rümcker.

durch Störung des Verkehrs und Verdienstes selbst in gesundheitlicher Beziehung viel schlimmere Folgen haben als so abzumessen ist, ohne dabei absolute Sicherheit vor Einschleppung der Krankheit zu geben. Ausserdem haben tausend Beispiele gelehrt, dass wenn nicht gewisse begünstigende Umstände vorhanden, die eingeschleppte Krankheit doch keine Neigung hat sich auszubreiten, wenn auch die einzelnen Fälle noch so bösartig sein sollten, wie wir erst 1871 gesehen haben. Darum plaidiren wir für Aufhebung der Quarantainen gegen Cholera, wenigstens für Europa. Jene Maassregel der Engländer ist dagegen sicher zu empfehlen, dass jedes Schiff mit kranker Mannschaft oder Passagieren und jeder sich bildende Krankheitsheerd streng überwacht und möglichst isolirt werde, wie mit Erfolg in diesem Jahre zu Liverpool und in andern Häfen gegen französische und Schiffe sonstiger Nationen ausgeführt worden ist. Dass es dann aber auch nicht an passend eingerichteten Quarantaine-Räumlichkeiten fehlen möge, wo die Erkrankten aufgenommen werden können, ist natürlich nicht dringend genug zu betonen. Abgesehen von der Cholera und verwandten Krankheiten haben wir hauptsächlich nur noch darüber zu klagen, dass unsere Kindersterblichkeit wie in unserer Nachbarstadt Altona eine so grosse bleibt. Ein nicht unbedeutendes Element dieser Sterblichkeit wird für beide Städte, wie an so vielen andern grossen Plätzen durch die traurige Lage veranlasst, in der viele kleine Kinder in den Händen von theils gewissenlosen, theils ungenügend bezahlten Kostmüttern sich befinden. Es ist aber Aussicht vorhanden, dass durch Bildung eines mit Geldmitteln reichlich versehenen Vereins, welcher die Bemühungen der Behörden unterstützend und von ihnen wiederum protegirt, die Kinder in seine schützende Obhut nehmen soll, wie ein ähnlicher schon in Altona besteht, hierin, wenigstens theilweise, eine günstige Veränderung wird herbeigeführt werden können.

Im zweiten Quartal von 1873 starben, ohne Todtgeborene, 2491 Personen = 7.16 oder auf das Jahr berechnet = 28.64 per 1000 der Bevölkerung; davon waren Kinder innerhalb des ersten Lebensjahres 659 = 26.4 pr. 100 aller Gestorbenen, mit 158 Todtgeborenen 2649 = 7.61, oder auf das Jahr berechnet = 30.44 pr. 1000 der Bevölkerung. Ueberschuss der Geburten und Vermehrung der Einwohnerzahl durch Niederlassung Fremder vermindern das Verhältniss dieser Zahlen um etwas. Im Alter über 70 Jahre starben 329 Personen = 13.2 per 100 aller Gestorbenen, ohne Todtgeborene, die auch bei Folgendem nicht mitgerechnet werden. Dann starben ferner an Blattern, Scharlach, Masern, Keuchhusten, Cholerine, Cholera, Typhus, Croup, Diphtheritis, Dysenterie 242 Personen = 9.7 per 100 aller Gestorbenen. Es litten an diesen Krankheiten überhaupt 2242 Personen, was also für dieselben eine Sterblichkeit von 10.8 % ergiebt.

Und zwar litten an:

Scharlach	694	Pers.,	davon starben	55	=	7.9 %,
Masern	516	»	» »	38	=	7.4 »
Keuchhusten	146	»	» »	22	=	15.1 »
Blattern, (bei nicht Geimpften)	4	»	» »	2	=	50. »
Blattern, (bei Geimpften)	18	»	» »	0	=	0. »
Cholerine	185	»	» »	1	=	0.5 »
Cholera (gegen Ende des Vierteljahrs)	10	»	» »	5	=	50. »
(vereinzelte Vorläufer der folgenden Epidemie.)						
Typhus	210	Pers.,	davon starben	49	=	23.3 %,
Diphtheritis und Croup	436	»	» »	69	=	15.8 »
Dysenterie	23	»	» »	1	=	4.3 »

Ausserdem litten an kaltem Fieber 280 Personen, wovon keiner starb, an Durchfall und Brechdurchfall starben noch 78 Pers. = 3.1 per 100 aller Gestr.,

an Schwindsucht (Tuberculosis) starben .	360 »	= 14.5	» » » »
» Syphilis starben	14 »	= 0.56	» » » »
durch Selbstmord	21 »	= 0.84	» » » »

Von den Gestorbenen kamen 829 auf April, 876 auf Mai und 785 auf Juni. Es ging also der im nächsten Monat auftretenden Cholera das günstigste Sterbeverhältniss des Quartals voraus.

Geboren wurden 3139 lebende und 158 todte Kinder, auf 100 lebende 5.03 todte Kinder, dem gemäss kamen auf 1000 der Bevölkerung 9.01 lebend geborene Kinder, oder auf das Jahr berechnet 36.04. Unehelich waren 340 Kinder geboren, also kamen auf 100 Geborene 10.3 uneheliche Kinder. Von den Geborenen kamen auf April 1128, auf Mai 1093, auf Juni 1086, auf 126 im Quartal lebend geborene Kinder kamen 100 Verstorbene. In der Staats-Impf-Anstalt wurden vom 1. April bis Ende Juni 403 Kinder geimpft und 5222 Personen wiedergeimpft, zusammen 5605 Personen = 16.1 per 1000 der Bevölkerung, vom 1. Januar an 654 geimpft und 9214 wiedergeimpft, zusammen 9878 = 28.3 per 1000 der Bevölkerung. Von den 403 Kindern des 2. Quartals wurden 215 zum Weiterimpfen verwendet, die übrigen wegen ungenügender Gesundheit oder zu grosser Jugend oder wegen ungenügend entwickelter Pusteln zurückgeschoben.

Im dritten Quartal von 1873 starben, ohne Todtgeborene 3530 Personen = 10.14 oder auf das Jahr berechnet = 40.56 per 1000 der Bevölkerung, davon waren Kinder innerhalb des ersten Lebensjahres 1208 = 34.2 per 100 aller Gestorbenen, mit 153 Todtgeborenen 3683 = 10.58 oder auf das Jahr berechnet = 42.32 per 1000 der Bevölkerung. Im Alter über 70 Jahre starben 311 Personen = 8.8 per 100 aller Gestorbenen.

Es starben an Scharlach, Masern, Keuchhusten, Cholera, Typhus, Croup, Diphtheritis, Dysenterie 1160 Personen = 32.9 per 100 aller Gestorbenen, darunter starben an Cholera allein 968 = 27.4 per 100 aller Gestorbenen und = 0.27 per 100 der Bevölkerung. Es litten an diesen Krankheiten überhaupt 3662 Personen, was also für dieselben eine Sterblichkeit von 31.7 % ergiebt. An der Cholera allein litten 1462 Personen, also hatte dieselbe eine Sterblichkeit von 66.2 %. Die eigentliche Epidemie wird vom 19. Juli bis 15. Sept. gerechnet, doch kamen vereinzelte Fälle vorher und nachher vor, ist aber nun schon lange erloschen. Die Sterbefälle dieser Krankheit vertheilen sich folgendermassen, es kamen auf:

Juli	73 Sterbefälle	= 7.5 %	aller an der Cholera Verstorbenen,
August	661 »	= 68.3 »	» » » » »
September..	234 »	= 24.2 »	» » » » »

Was die Erkrankungen an der Cholera betrifft, so kamen auf die Zeit

vom 29. Juni — 26. Juli incl.....	54	= 3.7 %	aller Cholerakranken,
» 27. Juli — 30. August	1058	= 72.4 »	» »
» 31. August — 27. September.	350	= 23.9 »	» »

Nach den 13 Wochen des Quartals vertheilt, kamen auf die:

1. Woche	2	= 0.1 %	aller an der Cholera Erkrankten,
2. »	9	= 0.6 »	» » » » »
3. »	17	= 1.2 »	» » » » »
4. »	26	= 1.8 »	» » » » »
5. »	104	= 7.1 »	» » » » »
6. »	206	= 14.1 »	» » » » »

7. Woche	213	=	14.6 %	aller an der Cholera Erkrankten,
8. »	176	=	12.10 »	» » » » »
9. »	359	=	24.6 »	» » » » »
10. »	225	=	15.4 »	» » » » »
11. »	80	=	5.5 »	» » » » »
12. »	25	=	1.7 »	» » » » »
13. »	20	=	1.4 »	» » » » »

Zusammen 1462.

Von den Erkrankungen kommen ferner auf:

Altstadt Nordertheil mit...	42,978	Einwohnern	224 = 0.5 %	der Bevölkerung,			
» Südertheil (der Elbe zunächst gelegener Theil der Stadt) mit.........	32,142	»	180 = 0.6	»	»	»
Neustadt Nordertheil mit..	46,128	»	153 = 0.3	»	»	»
» Südertheil mit...	38,105	»	142 = 0.4	»	»	»
St. Georg (mit dem tiefgelegenen Hammerbroock) mit	38,645	»	189 = 0.5	»	»	»
St. Pauli mit............	43,321	»	150 = 0.3	»	»	»
Geestland mit	59,368	»	106 = 0.2	»	»	»
Marschland (mit Elbinseln) mit	23,789	»	293 = 1.2	»	»	»
Bergedorf mit	13,101	»	12 = 0.09	»	»	»
Ritzebüttel mit	6,376	»	13 = 0.2	»	»	»

In Beziehung auf das Herrschen der Krankheit unter der Schiffsbevölkerung ist noch Folgendes zu bemerken:

1) Vom 17. Juni — 8. November incl. erkrankten von und auf Flussschiffen 35 Personen (26 männliche, 9 weibliche), davon starben 19 = 54.3 %, der letzte Fall kam auf einem am 31. October von Dresden angelangten Schiffe vor, der vorletzte am 6. September.

2) Vom 22. Juni — 31. October incl. erkrankten auf und von Seeschiffen 46 Personen (darunter 2 Kinder), davon starben 32 = 69.6 %.

Es erkrankten nämlich:

2	Kapitaine,	wovon starben	2,
1	Schiffer,	»	—,
1	Seeofficier,	»	1,
3	Steuerleute,	»	2,
3	Bootsmänner,	»	1,
1	Quartermeister,	»	1,
1	Maschinist,	»	1,
7	Heizer und Feuerleute,	»	5,
3	Kohlenträger,	»	3,
14	Matrosen,	»	10,
4	Schiffsjungen,	»	3,
1	Steward,	»	—,
1	Koch,	»	1,
1	Kochsmaat,	»	—,
1	Bäcker,	»	1,
2	Kinder,	»	1.

Der letzte Fall kam auf einem am 31. October aus dem Altonaer Hafen einlaufenden, von der Rhede bei Cuxhaven, 53 ° 53 ' N., 8 ° 42 ' O. kommenden Schiffe vor, der vorletzte am 9. September.

3) Auf einem vor Glückstadt, 53 ° 49 ' N., 9 ° 26 ' O., liegenden Auswandererschiffe erkrankten vom 15.—26. October incl. 26 Personen (18 männliche, 8 weibliche), davon starben 16 = 61.5 %.

Auf und von allen Schiffen zusammen erkrankten vom 17. Juni — 8. Novbr. 107 Personen, davon starben 67 = 62.6 %.

Von allen Erkrankungen kamen auf den Monat

Juni ...... 6 = 5.6 % aller Erkrankungen, davon starben 5 = 7.5 % aller Gestorbenen und 83.3 % der im Monat Erkrankten,
Juli .... 13 = 12.1 % aller Erkrankungen, davon starben 11 = 16.4 % aller Gestorbenen und 84.6 % der im Monat Erkrankten,
August .... 51 = 47.7 % aller Erkrankungen, davon starben 27 = 40.3 % aller Gestorbenen und 52.9 % der im Monat Erkrankten,
September.. 9 = 8.4 % aller Erkrankungen, davon starben 6 = 9 % aller Gestorbenen und 66.7 % der im Monat Erkrankten,
October.... 27 = 25.2 % aller Erkrankungen, davon starben 17 = 25.4 % aller Gestorbenen und 63 % der im Monat Erkrankten,
November.. 1 = 0.9 % aller Erkrankungen, davon starben 1 = 1.5 % aller Gestorbenen und 100 % der im Monat Erkrankten.

Wenn man das Auswandererschiff als ausserhalb der Verbindung mit der Hamburger Epidemie betrachtet, obgleich es wohl ursprünglich den Keim der Krankheit im Hafen empfangen haben mag, wenn es auch mit anscheinend gesunden Passagieren absegelte, so bleiben für See- und Flussschiffe 81 Erkrankungen mit 51 Sterbefällen = 64.7 % und es kommen alsdann von den Erkrankungen auf

Juni......	6 (1	auf Seeschiffen,	5	auf Flussschiffen	= 7.4 %	der	Erkrank.,)
Juli	13 (6	» »	7	» »	=16.1	»	»	»
August....	51 (31	» »	20	» »	=63	»	»	»
September .	9 (7	» »	2	» »	=11.1	»	»	»
October . .	1 (	» »			= 1.2	»	»	»
November .	1 (			» »	= 1.2	»	»	»

Es starben im

Juni.....	auf Seeschiffen	1 = 100 %,	auf Flussschiffen	4 = 80	%	d. Erkrank.,
Juli	» »	6 = 100 »	» »	5 = 71.4	»	»
August...	» »	19 = 61.3 »	» »	8 = 40	»	»
September	» »	5 = 71.4 »	» »	1 = 50	»	»
October ..	» »	1 = 100 »	» »	—	»	»
November.	» »	—	» »	1=100	»	»

Es verhält sich nun das Erkranken und Sterben der See- und Flussschiffer durch Cholera wie folgt:

Es erkrankten im Ganzen in Stadt mit Gebiet und Hafen an der Cholera bis Ende September 1462 Pers., davon See- u. Flussschiffer 79 = 5.4 % all. Erkrank.
Es starben daran 968 » » 49 = 5.1 » » Gestorb.

66.2 %   62 %

Ferner starben noch an Durchfall, Brechdurchfall und Cholerinen 530 Personen = 17.8 per 100 aller Gestorbenen gegen 3.1 per 100 im zweiten Quartal, wodurch sich der herrschende Einfluss der Cholera für das Quartal deutlich genug ausspricht, auch hielten diese Affectionen in ihrer Häufigkeit ziemlich gleichen Schritt mit dem Stande der Cholera selbst.

Es litten an:

Scharlach	461 Personen, davon starben	30 =	6.5 %,
Masern	818 » » »	26 =	3.2 »
Keuchhusten	140 » » »	12 =	8.6 »
Typhus	226 » » »	28 =	12.4 »
Diphtheritis und Croup ..	419 » » »	91 =	21.7 »
Dysenterie	136 » » »	5 =	3.7 »

Es kamen nur 10 Fälle von Blattern (2 bei nicht Geimpften und 8 bei Geimpften) vor, ohne Todesfälle. Ausserdem litten an kaltem Fieber 161 Personen, wovon keiner starb.

An Schwindsucht (Tuberculosis)	starben	232 =	6.6 % aller Gestorbenen,
» Syphilis	»	6 =	0.17 » » »
durch Selbstmord	»	27 =	0.76 » » »

Von allen Gestorbenen kamen 790 auf Juni, 1674 auf August und 1066 auf September. Geboren wurden 3402 lebende und 153 todte Kinder, auf 100 lebende 4.5 todte Kinder, demgemäss kamen auf 1000 der Bevölkerung 9.7 lebend geborene Kinder, oder auf das Jahr berechnet 38.8. Unehelich waren 342 Kinder geboren, also waren von 100 Geborenen 9.6 uneheliche Kinder. Von den Geborenen kamen auf Juli 1160, auf August 1145 und auf September 1250, auf 100 im Quartal lebend geborene Kinder kamen 103.8 Verstorbene. In der Staats-Impfanstalt wurden vom 1. Juli bis 30. September 874 Kinder geimpft und 3117 Personen wiedergeimpft, zusammen = 3991 = 11.5 per 1000 der Bevölkerung, vom 1. Januar an 1527 geimpft und 12331 wiedergeimpft = 13,858 = 39.8 per 1000 der Bevölkerung. Von den 874 geimpften Kindern wurden 445 zum Weiterimpfen verwendet, die übrigen aus ähnlichen Gründen wie im zweiten Quarlal zurückgeschoben. In beiden Quartalen zusammen wurden lebend geboren 6541 Kinder = 18.8, auf das Jahr berechnet = 37.6 per 1000 der Bevölkerung, in beiden Quartalen zusammen starben 6021 Personen = 17.3, auf das Jahr berechnet = 34.6 per 1000 der Bevölkerung.

Auf Veranlassung des Physikus Herrn Dr. Gernet durch den behandelnden Arzt Herrn Dr. Steinmeier übersendet.

Bericht der Seemanns-Kranken-Station für das 2. u. 3. Quartal von 1873.

2. Quartal.

Ende März blieben in Behandlung	16 Kranke,
Vom 1. April bis 30. Juni wurden neuaufgenommen	80 »
Zusammen	96 Kranke.

Davon wurden geheilt	65 =	67.7 %
» starben	7 =	7.3 »
» wurden anderswohin verlegt	3 =	3.1 »
» blieben Ende Juni in Behandlung	21 =	21.9 »

Auf die 96 Kranken kommen 1593 Verpflegungstage, also 16.6 Tage im Durchschnitt auf jeden Kranken.

Von den Kranken litten an

Dysenterie (von New-Orleans eingeschleppt) ...	1,
Scorbut ...	11,
Cholerine ...	6,
primärer Syphilis ...	2,
secundärer » ...	2,
Gonorrhoe » ...	9,
Krätze » ...	1,
Knochenbrüchen ...	4,
Verrenkungen ...	1,
sonstigen Verletzungen ...	22.

Die übrigen Kranken vertheilen sich auf entzündliche Krankheiten der Athmungsorgane, des Gehirns, Krankheiten der Verdauungsorgane, des Herzens etc.

Todesursache bei den 7 Verstorbenen war

Cholera ...	1,
Gehirnhautentzündung (nach Erysipelas) ...	1,
Verletzung des Rückenmarks ...	1,
Zerreissung der Leber durch äussere Verletzung	1,
Schädelbruch ...	1,
Complicirter Armbruch ...	1.

4 der Cholerine-Kranken stammten von einem Dampfschiff, welches den 18. Juni in Cuxhaven und denselben Tag in Hamburg ankam, vom 22.—29. Juni gingen die 4 Kranken in's Hospital.

Von den Neuaufgenommenen waren:

Deutsche ...	49,
Skandinavier ...	13,
Engländer ...	8,
Italiener ...	3,
Franzosen ...	2,
Holländer ...	2,
Spanier ...	1,
Schweizer ...	1,
Chinesen ...	1,
Zusammen ...	80.

3. Quartal.

Ende Juni blieben in Behandlung ...	21	Kranke,
Vom 1. Juli bis 30. September wurden neu aufgenommen	168	»
Zusammen	189	Kranke.

Davon wurden geheilt ...		148 =	78.3 %,
» starben ...	24		
» wurden todt aufgenommen ...	1		
		25 =	13.2 »
» blieben Ende September in Behandlung ...		16 =	8.5 »

Von den Erkrankten kamen auf Cholerine 26 und auf Cholera 27, zusammen 53, wovon 24 starben (4 im Juni, 16 im Juli, 4 im August) = 45.3 % oder es

starben von 26 Cholerine 2 = 7.7 % und
» » 27 Cholera 22 = 81.5 »

An Cholerine litten	20	Deutsche,
	3	Scandinavier,
	2	Amerikaner,
	1	Engländer,
» Cholera »	13	Deutsche.
	8	Scandinavier,
	2	Engländer,
	1	Holländer,
	1	Italiener,
	1	Indier,
	1	Brasilianer.

Auf die 189 Kranken kommen 2075 Verpflegungstage, also 11 Tage im Durchschnitt auf jeden Kranken.

Von den Kranken litten ausser Obigen noch an:

Dysenterie	3	(2 Scandinavier, 1 Deutscher),
Scorbut	4	(2 Scandinavier, 1 Finnländer, 1 Deutscher),
Wechselfieber	9	(6 Deutsche, 3 Scandinavier),
Delirium tremens	3	(Deutsche),
primärer Syphilis	6	(2 Deutsche, 1 Engländer, 1 Amerikaner, 1 Scandinavier, 1 Finnländer),
secundärer »	2	(1 Engländer, 1 Scandinavier),
Gonorrhoe	2	(1 Engländer, 1 Scandinavier),
Krätze	1	(Deutscher),
Knochenbrüchen	1	(Finnländer),
Verrenkungen	2	(1 Deutscher, 1 Scandinavier),
sonstigen Verletzungen	23	(16 Deutsche, 3 Engländer, 3 Scandinavier, 1 Holländer).

Ausser an Cholera und Cholerine kamen keine Todesfälle vor, obgleich z. B. noch 12 entzündliche Erkrankungen der Athmungsorgane und 2 des Gehirns behandelt wurden. Von den Neuaufgenommenen waren:

Deutsche	104,
Scandinavier	32,
Engländer	12,
Nordamerikaner	7,
Finnländer	3,
Franzosen	2,
Holländer	2,
Italiener	2,
Westindier	2,
Brasilianer	1.

Die im 2. und 3. Quartal an Scorbut Behandelten waren sämmtlich von Segelschiffen, und zwar waren dieselben:

1 Preussischer Schoner,
1 Hannoverscher »
1 Hamburger Bark,
1 Dänische »
1 Norwegische »
1 Blankeneser Schoner.
1 Apenrader Brig.

Die Ursache der Krankheit, so weit zu erfragen, war bei 3 Schiffen gänzlicher Mangel an Trinkwasser, bei 2 Schiffen faul gewordenes Trinkwasser neben Mangel an Proviant, bei den übrigen verdorbenes Fleisch und schimmlich gewordenes Brot. Sämmtliche Schiffe hatten übrigens lange Reisen von 120 bis 150 Tagen gehabt.

Die Behandlung der an Scorbut Leidenden bestand fast ausschliesslich in Verabreichung von Säuren, besonders verdünnter Salzsäure, dabei frische vegetabilische Kost, Sauerkraut, Sauerampfer, Kresse und gute animalische Kost. Ausserdem wurden warme Bäder gegeben. Die Wulstungen des Zahnfleisches wurden mit Löffelkrautspiritus bepinselt. War zugleich Durchfall vorhanden, so gab man Opium und Eisenpräparate.

Bei den an der Cholera Erkrankten sind ausser dem oben genannten Dampfer noch 8 andere Hamburger Dampfschiffe betheiligt, dann ferner 11 Segelschiffe:

3 Englische,
2 Norwegische,
1 Holländisches,
1 Oldenburgisches,
1 Ostfrisisches,
3 Hamburgische (darunter 1 Leichterschiff).

Fast alle Schiffe, an denen Erkrankungen durch Cholera vorgekommen, hatten längere oder kürzere Zeit im hiesigen Hafen gelegen.

Keine Behandlungsmethode hatte grossen Erfolg. Man wendete an: Frottirungen des ganzen Körpers mit in Salmiakgeist und Wasser oder flüchtiger Salbe getauchtem Flanel, grosse und wiederholt applicirte Senfteige auf Brust, Bauch und andere Körpertheile, heisse Kruken. Heisser schwarzer Kaffe mit Rum bewährte sich insofern, dass sich die Kranken darnach bedeutend erleichtert fühlten, die Krämpfe nachliessen und der Puls fühlbar wurde.

Im ersten Stadium der Krankheit und besonders bei gastrischen Zuständen erwiesen sich Brechmittel aus Ipecacuanha insoweit nützlich, als dadurch gewöhnlich ganz enorme Mengen Galle entleert wurden und darnach das Brechen aufhörte. Gegen die heftigen Durchfälle erwiesen sich Calomel mit Opium und die russischen Choleratropfen von Vortheil, ebenso Klystiere von Stärkemehl mit einigen Tropfen Opium. Zur Hebung des Pulses wurde auch noch Campher mit Schwefeläther verabreicht, 1 Gramme Campher mit 15 Grammen Schwefeläther, halbstündlich bis alle 10 Minuten 15 Tropfen.

Es schien, dass durch Aderlass das Kältestadium gemildert und die schliessliche Katastrophe hinausgeschoben wurde.

Aus dem Berichte des Physikus Herrn Dr. Wallichs.

Altona, 53° 33′ N., 9° 57′ O., den 21. November 1873.

Bevölkerung nach der letzten Zählung 88,408.

Es starben im:	Mai	Juni	Juli	Aug.	Sept.	Octbr.			
an Scharlach, Masern u. Keuchhusten . .	32	34	19	13	8	5	zus.	111 =	7.8 per 100 aller Gestorb.
» Typhus	2	1	5	5	3	3	»	19 =	1.3 » » » »
» Schwindsucht (Tuberculosis) . . .	29	33	31	30	15	23	»	161 =	11.3 » » » »
Latus	63	68	55	48	26	31	zus.	291	per 100 aller Gestorb.

Es starben im:	Mai	Juni	Juli	Aug.	Sept.	Octbr.		per 100 aller Gestorb.
Transport ...	63	68	55	48	26	31	zus. 291	
» Krankheiten der Athmungsorgane (Lungenentzünd. u. dergl.)	22	29	15	16	17	18	» 117 = 8.2	» » » »
» Cholera	—	—	6	51	21	7	» 85 = 5.96	» » » »
» Säuglingskrankheiten	43	63	106	148	88	49	» 497 = 34.9	» » » »
An obigen mit allen übrigen nicht speciell genannten Krankheiten zusammen	211	234	246	348	213	174	zus. 1426 = 17.1,	auf d. Jahr berechnet 34.2 pr. 1000 d. Bevölk.

Geboren wurden im Mai ..... 356 Kinder
» Juni .... 320 »
» Juli ..... 312 »
» August... 321 »
» Septbr. .. 298 »
» October.. 308 »

1915 Kinder = 22.95 oder auf das Jahr berechnet = 45.90 per 1000 der Bevölkerung.

Unter den Geborenen waren 329 uneheliche Kinder, also sind von 100 Kindern 17.1 unehelich.

Im Mai und Juni herrscht Scharlach noch ziemlich, gleichzeitig nehmen aber auch die Masern sehr zu und ihnen gehören bei Weitem die meisten Todesfälle der ersten Rubrik an, deren Krankheiten dann bis October alle stetig abnehmen.

Der Typhus war von geringer Ausbreitung, selbst in den Herbstmonaten, in denen er sonst stärker zu erscheinen pflegt. Die Zahl der an Schwindsucht Verstorbenen war im September und October, der an akuten Lungenkrankheiten von Juli bis October geringer als im übrigen Jahr.

Die Säuglingskrankheiten rafften wieder eine Menge Kinder hin, besonders Darmkatarrhe von Juni bis September. Bei dem gleichzeitigen Herrschen der Cholera war die Sterblichkeit durch diese Affectionen noch stärker als sonst.

Vom 1. Januar bis 20. November inclusive wurden im Altonaer Krankenhause 42 Seeleute behandelt. Davon litten

an Cholera	10,	wovon starben	6,
» Syphilis und Tripper	6,	» »	—,
» Typhus	3,	» »	—,
» Schwindsucht	1,	» »	1.
» Leberleiden	1,	» »	1,
» Delirium tremens ...	1,	» »	—.

Unter den Cholerakranken war ein Capitain aus Helgoland, welcher gesund wurde.

Am 20. November blieben 3 Seeleute in Behandlung, die übrigen, ausser den 8 gestorbenen, wurden geheilt.

Der Nationalität nach war die grosse Mehrzahl deutscher Abkunft, die anderen Skandinavier.

In Beziehung auf die Cholera ist noch Folgendes zu bemerken. Der erste zweifellose Fall von Cholera kam am 17. Juli bei einem Arbeiter vor, der in einer Baggerschute am hiesigen Quai (diese Schuten nehmen in der Mitte den Schlick auf und haben an den Enden je 1 und 2 Schlafstellen) erkrankte und im Hamburger Krankenhause starb. Zwei weitere Erkrankungen auf demselben Fahrzeuge folgten am 19. und 24. Am 19. erkrankte hier auch ein Heizer von einem Hamburger Dampfschiff in seiner Wohnung in Altona. Bis Ende October erkrankten im Ganzen 129 Personen an der Cholera, von denen 89 gestorben, 40 genesen sind; die Mortalität .betrug also 69 %. Im November sind noch 3 Cholerafälle, sämmtlich mit tödtlichem Ausgange, hinzugekommen. Von der ganzen Einwohnerzahl der Stadt (Altona-Ottensen) sind erkrankt 0.16, gestorben 0.11 %. Die Kindercholerinen sind hier nicht mitgerechnet oder nur die wenigen Fälle, die in nahem örtlichem oder zeitlichem Zusammenhange mit Cholera Erwachsener standen. Eine relativ grosse Zahl der Erkrankten gehört in Hamburg beschäftigten Arbeitern an, nämlich 22 im oder am Hamburger Hafen, 5 anderswo in Hamburg, zusammen 27 = 20.5 % aller Erkrankten; 25 Kranke kamen direkt von Schiffen im Hafen = 18.9 % aller Erkrankten. Die Mehrzahl der originären Fälle kam am Uferrande der Elbe und an der östlichen Abdachung des Terrains (Hamburger Seite) vor.

Auf die verschiedenen Stadttheile vertheilen sich die Cholerafälle in folgender Weise:

1) Südertheil mit den Schiffen (an der Elbe gelegen) 8895 Einwohner (Zählung von 1871) (Schiffsbevölkerung 353 [im Jahr 1871], durchschnittlich vielleicht 200, im Jahr ca. 4000)	39 Erkrankungen (bis Ende October)	= 0.4 %	der	Einw.
2) Süderwestertheil (15,992 Einwohner) ...	12 »	= 0.08	»	»
3) Ostertheil (16,739 Einwoher)	27 »	= 0.2	»	»
4) Norderwestheil (15,476 Einwohner)	19 »	= 0.1	»	»
5) Nordertheil (16,407 Einwohner)	19 »	= 0.1	»	»
6) Zollgebiet (240 Einwohner)	1 »	= 0.4	»	»
7) Ottensen mit Neumühlen (9277 Einwohn.)	9 »	= 0.1	»	»

(davon kommen 4 auf Neumühlen).

Eigentliche Heerde der Krankheit bildeten sich in dieser Epidemie kaum, allerdings kamen auf einem Platze einer Strasse innerhalb 2 Wochen 5 Fälle vor, auf einem Hofe einer anderen Strasse 4, auf einem anderen Hofe einer dritten Strasse 3 kurz nach einander vor, ein Keller lieferte 4, ein anderer 3, die rasch starben, aber diese Zahlen sind doch relativ klein. In 13 Häusern erkrankten je 2 Personen. Cholerafälle der 3 letzten Epidemien (1873, 1871, 1867) wiederholten sich nur für je 2 Jahre in 7 Häusern, für alle 3 Jahre aber in keinem Hause.

Der Zeit nach kommen die zahlreichsten Erkrankungen auf den 10—14. Aug. 20, auf den 26—31. August 29, zusammen 49 = 38 % aller bis Ende October Erkrankten. Vom 4—7. September kamen noch 13 Fälle = 10 % aller Erkrankten vor, dann vereinzelten sie sich durchaus. Im Jahre 1871 fing die Seuche im August erst an, und zwar mit 3 plötzlichen Fällen am 3. des Monats, hörte dann auf bis zum 19., um bis Mitte September ziemlich gleichmässig zu dauern. Die Höhe der Epidemie von 1866 fällt in den September, während ganz abweichend 1867 der November den Beginn sah und am 25. December die Krankheit erlosch. Von den 132 Erkrankten (die 3 des November mit einbegriffen) waren 92 = 69.7 % männlichen, 40 weiblichen Geschlechts.

Bei 5 Fällen erfolgte die zweite Erkrankung hier, nachdem die Krankheit von auswärts eingeschleppt worden war, nach 2—3, bei einem Falle erst nach 6 Tagen. Drei Infectionen fanden durch Cholerawäsche statt, bei dem einen sehr rasch nach Einwirkung der Schädlichkeit (1—2 Tage). Die näheren Umstände der anderen sind nicht hinreichend genau festgestellt.

Als sanitätspolizeiliche Massregeln wurden getroffen:

a) Desinfection aller öffentlichen Aborte in Schulen, Wirthshäusern, Fabriken u. s. w., Anempfehlung derselben auch bei Privaten, tägliche Abfuhr (sonst zwei Mal wöchentlich) mit Reinigung der Rinnsteine u. s. w., Besprengen der Strassen, Verpflichtung zur Meldung jeder Erkrankung. Für Aufnahme Kranker reichte das Absonderungshaus des städtischen Hospitals aus, Leichen kamen, wenn nöthig, in die Kirchhofscapelle.

   Den sanitären Verhältnissen der Quaiarbeiter ward besondere Aufmerksamkeit gewidmet und kam es unter diesen zu keiner Ausbreitung der Krankheit.

b) Im Einzelnen ward überall, wo Kranke waren, sorgfältige Reinigung und Desinfection geübt, die Leichen möglichst rasch entfernt, auf Beseitigung etwa vorhandener Schädlichkeiten geachtet.

Die Consularberichte werden dem Syndicus für die Auswärtigen Angelegenheiten, Herrn Carl Hermann Merck Dr., verdankt.

Von den Vorstehern der Kaufmannschaft.

Stettin (Jacobi-Kirche), 53° 25′ N., 14° 34′ O., d. 7. Juli 1873.

Im 2. Quartal von 1873 haben keine ansteckende Krankheiten geherrscht. Der Gesundheitszustand in der Stadt und auf den Schiffen war ein gewöhnlicher.

Stettin, den 4. October 1873.

Im 3. Quartal des Jahres war der Gesundheitszustand im Uebrigen ein gewöhnlicher, doch kamen mehrere Cholerafälle vor. Auf den Schiffen ist nichts Aussergewöhnliches vorgefallen.

Vom Vorsteheramt der Kaufmannschaft. Bericht des Kreisphysikus Herrn Dr. Rosenthal.

Memel, 55° 44′ N., 21° 6′ O., d. 18. Juli 1873.

Der Gesundheitszustand während des verflossenen 2. Quartals war günstig. Epidemische Krankheiten waren nicht vorhanden, keine Fälle von Blattern und nur wenig Syphilis. Auch auf den Schiffen war der Gesundheitszustand ein guter.

Memel, den 20. October 1873.

Der Gesundheitszustand des 3. Quartals war ungewöhnlich gut. Von epidemischen Krankheiten ist nur eine schwache Cholera-Epidemie zu erwähnen. Es erkrankten in der Stadt im Ganzen 37 Personen an der Cholera, wovon 20 = 54.1 % der Erkrankten starben. Die zeitliche Ausdehnung der Krankheit reicht von Mitte August bis Ende September. Syphilis kommt selten vor. Der Gesundheitszustand auf den Schiffen war nicht ungünstig.

Vom Geranten des Consulats des deutschen Reichs, Herrn Scotti.

Galatz, 45° 22′ N., 28° 3′ O. (Rumänien), d. 1. Juli 1873.

Im letzten Halbjahr hat weder Sumpffieber, noch Dysenterie, noch Cholera geherrscht und kamen demgemäss auch keine durch diese Krankheiten veranlassten Sterbefälle vor, weder am Lande, noch an Bord deutscher Schiffe.

Von dem mit der Verwaltung des deutschen Reichs-Consulats betrauten englischen Vice-Consul, Herrn Odoni.

Gallipoli, 40° 25′ N., 26° 37′ O., d. 3. Juli 1873.

Sumpffieber, Dysenterie, Cholera sind im verflossenen halben Jahre hier nicht vorhanden gewesen und haben auch deutsche Seeleute nicht durch sie gelitten.

Während der Monate Januar, Februar, März hat Wochenbettfieber geherrscht und drei Viertel der davon ergriffenen Frauen sind gestorben. Im Anfang April hat die Krankheit aufgehört, ohne dass vorher Maassregeln getroffen worden wären, um dieselbe in ihrer Verbreitung aufzuhalten. Die in Gallipoli befindlichen Aerzte waren in Beziehung auf Behandlung verschiedener Meinung. Mehrere der Erkrankten wurden mit Chinin behandelt, aber das hat nur einen noch etwas rascheren Tod bewirkt. Durch Reinlichkeit, magere Kost, lauwarmes Wasser als einziges Getränk und stark erwärmtes Wochenzimmer während 8 Tage nach der Geburt, ist viel dazu beigetragen worden, mehrere der erkrankten Frauen zu retten.

Seitdem eine neue Ordnung in Beziehung auf sanitätliche Verhältnisse in der Türkei besteht, ist auch in Gallipoli ein Arzt mit der Leitung derselben beauftragt worden. Alle Schiffe, welche von einem Platze am Marmora — schwarzen — Asov'schen Meere oder der Donau kommen, müssen, wenn daselbst eine ansteckende Krankheit herrscht, auf der Rhede von Gallipoli Quarantaine halten. Da aber hier kein Hospital existirt, so können erkrankte Seeleute oder Passagiere nur in das Lazareth von Nagara, 16 Meilen von hier, geschafft werden. Darum ankern Capitaine, welche in Quarantaine sollen, lieber bei dem Vorgebirge von Nagara. Uebrigens sind die Gesundheits-Verhältnisse von Gallipoli viel besser als die jenes Platzes, doch hat die türkische Regierung geglaubt, es sei besser, Lazareth und Hospital dorthin zu verlegen, weil man da dem Eingange der Dardanellen näher ist. Es ist dieser Punkt als Anfang der Eisenbahnlinie von Adrianopel 41° 43′ N., 26° 25′ O. nach Dédéagach (Provinz Gallipoli) dazu berufen, für die Schifffahrt sehr wichtig zu werden, wenn, wie man sagt, ein Hafen daselbst gegründet werden soll. Doch ist es daselbst sehr ungesund, denn im Sommer herrscht eines der bösartigsten Sumpffieber, das man, wenn einmal davon ergriffen, sehr schwer wieder los wird. Die Opfer dieses Fiebers zählen nach Hunderten, besonders wenn der Fluss Maritza, 40° 48′ N., 26° 2′ O., über seine Ufer getreten ist und dann eine Menge von Teichen und daraus sich entwickelnden Sümpfen zurücklässt. Es ist zu wünschen, dass die türkische Regierung die nothwendigen Maassregeln ergreife, um wenigstens die Umgegend von Dédéagach gesünder zu machen, doch lässt in dieser Beziehung die Apathie, welche jede gute Maassregel in der Türkei begleitet, nicht viel hoffen.

Asien.

Vom Consulat des deutschen Reichs, dem Kanzler Herrn Dr. J. A. Stannius.

Smyrna (französisches Consulat), 38° 25′ 6″ N., 27° 8′ 3″ O. (Klein-Asien), den 26. Juli 1873.

Die allgemeinen Bemerkungen dieses Berichtes sind von dem Herrn Kanzler selbst verfasst und die medicinischen Angaben von dem Consulatsarzte Herrn Dr. Diamantopoulos, der angelegentlichst empfohlen und über den angegeben wird, dass er in Wien studirt hat und fertig deutsch spricht; seine Wohnung ist im deutschen Consulate zu erfahren.

Genaue Zählungen der Bevölkerung von Smyrna existiren nicht, doch wird dieselbe auf 168,000 geschätzt und zwar sind davon:

Griechen	80,000,
Türken	40,000,
Juden	20,000,
Europäer	16,000,
Armenier	12,000.

Die Türken sind in beständiger Abnahme, die Griechen in fortdauernder Zunahme begriffen. Abgesehen vom Armenierviertel, ist die Unreinlichkeit in allen Stadttheilen gross. Jeder freie Bauplatz wird als Ablagerungsstätte für Unrath aller Art benutzt. Dadurch und durch die theils offen daliegenden, theils verstopften Abzugscanäle verbreiten sich wenig angenehme Gerüche. Von allen Stadttheilen ist der jüdische am engsten und schmutzigsten, auch hat die Cholera in demselben stets die grössten Verheerungen angerichtet. Fieber treten vorzugsweise in dem sumpfigen Nord-Osten der Stadt, an der sogenannten Punta auf. In den letzten zwei Jahren hat man angefangen, die dortigen stagnirenden Wasser zuzuschütten und wenn auch diese Arbeiten nur langsam fortschreiten, so ist doch daselbst schon eine merkliche Verbesserung des Gesundheitszustandes eingetreten, gleichwohl sollten Fremde wegen der aufsteigenden ungesunden Dünste diesen Stadttheil Abends zu betreten vermeiden. Dieses ist um so mehr einzuschärfen, da dort die beiden Eisenbahnen ihren Vereinigungspunkt haben und deutsche Schiffe oft, um zu laden, in der daselbst befindlichen Bai von Bournabad ankern.

Es möchte zweckmässig sein, wenn die nach Smyrna kommenden Schiffe einen kleinen Chinin-Vorrath mitbrächten, da die Waare der hiesigen Apotheker meist nicht recht vertrauenswürdig ist. Bei Fieberanfällen ist zunächst ein Abführmittel zu geben und wenn dieses gewirkt hat, in der fieberfreien Zeit 1 Gramm Chinin in drei Theile getheilt, alle halbe Stunde ein Drittel zu nehmen. Bei gewöhnlichen Krankheitsfällen reicht das aus; will sich aber das Fieber doch nicht fügen, so ist ein Arzt zu Rathe zu ziehen.

Ein deutsches Hospital existirt hier nicht, indessen finden deutsche Kranke im österreichischen Hospitale St. Antonio kostenfreie Aufnahme, im englischen Krankenhause dagegen müssen sie 3 sh. 6 d. täglich entrichten. Im österreichischen Hospitale ist die Pflege in Händen französisch sprechender Schwestern.

Um aufgenommen zu werden, bedarf man der Vermittelung des deutschen Consulats.

Gegen alle von Cholera-Häfen kommende Schiffe werden Quarantaine-Massregeln ergriffen, doch ist diese Krankheit bisher stets nur von Süden aus eingeschleppt worden.

Die Quarantaine wird auf der wüsten baumlosen Insel Clazomenae abgehalten, welche Insel in circa 3 Stunden pr. Dampfschiff zu erreichen ist und mit dem Festlande durch einen Damm in Verbindung steht, welcher gesperrt wird. Die Quarantaine-Gebäude sind noch in Arbeit und vorläufig gewähren einige halbverfallene Holzbaracken ein trauriges Unterkommen.

Zu nachfolgendem Berichte des Dr. Diamantopoulos ist zu bemerken, dass der günstige Gesundheitszustand der Stadt um so auffallender, da im Gegensatz zu andern Jahren in diesem Sommer anstatt des fast täglich Morgens 9 Uhr einsetzenden und bis Sonnenuntergang anhaltenden Seewindes (Imbatto) beständig ein heisser Nordwind weht.

Der Gesundheitszustand unserer Stadt im vergangenen Quartal und jetzt ist im Verhältniss zu andern Jahren und trotz der grossen Hitze (26—30° R. im Schatten) als sehr befriedigend zu bezeichnen, denn es kommen wenig Krankheits- und Sterbefälle vor. Es kam vor:

Sumpffieber (Malariafieber) von mässiger Stärke und selten bösartigerer Natur; heilten alle.

Darmcatarrhe bei Kindern wie Erwachsenen häufig, gewöhnlich der Dysenterie ähnlich, selten wässerig und schleimig, doch kam ächte Dysenterie nicht vor.

Unterleibs-Nervenfieber (Abdominaltyphus) nur vereinzelt und von mässiger Stärke.

Galliges Typhoid (Typhus icterodes) vereinzelt, nie tödtlich.

Rachenbräune (Diphtheritis) vereinzelt und nicht sehr gefährlich.

Masern im Anfang und in der Mitte des Quartals.

Keuchhusten ist Ende des Quartals als Epidemie aufgetreten und herrscht noch jetzt.

Vom Consul des deutschen Reichs, Herrn Carl Friedrich Otto Nölke.

Bombay, Leuchtthurm 18° 54′ N., 72° 48′ O., Kirche 18° 56′ N., 72° 55′ O. (Vorder-Indien), d. 19. Juli 1873.

Einwohnerzahl nach dem Census von 1872: 644,405.

Vom 1. Juli 1872 bis 30. Juni 1873 haben keine Krankheiten epidemisch geherrscht, Cholera und Dysenterie*) kamen nur vereinzelt vor, meist durch Diätfehler veranlasst. Das hier zeitweilig stärker auftretende Fieber ist im Ganzen sehr milde und sterben Europäer nur selten daran, Eingeborene aber leicht, da sie bei ihrer mangelhaften und wenig kräftigen Nahrung die Kräfte rasch verlieren und sich dann nur schwer wieder erholen.

---

*) Nach den Quartal-Berichten des Sanitätsbeamten Mr. Hewlett (siehe 6. Heft dieser Veröffentlichungen) starben vom 1. Juli bis 31. Decbr. 1872 an Cholera 257 und Dysenterie 555 Personen, ersteres = 0.24 und letzteres = 0.86 per 1000 der Bevölkerung, ferner starben an Sumpf- und Küstenfieber 3790 Personen (darunter 8 Europäer) = 5.88 per 1000 der Bevölkerung.

Deutsche Schiffe waren während der oben bezeichneten Periode nicht im hiesigen Hafen, und vom Ableben deutscher Matrosen auf fremden Schiffen habe ich keine Kenntniss erhalten.

Für europäische Kranke, männliche wie weibliche, existirt hier das European general hospital, welches zur Aufnahme von 150 Kranken eingerichtet ist.

Zusammenstellung und Auszüge aus den vom Consul eingesandten wöchentlich veröffentlichten Beerdigungslisten.

Es wurden begraben vom 1. Januar bis 30. Juni 1873 (Todtgeborene eingeschlossen):

Woche	1873	1872		geboren 1873
in d. 1. Woche:	388,	1872: 380,	es wurden als geboren 1873 gemeldet	269 Pers.,
„ „ 2. „	428,	„ 368,	„ „ „ „ „ „	223 „
„ „ 3. „	360,	„ 391,	„ „ „ „ „ „	232 „
„ „ 4. „	414,	„ 390,	„ „ „ „ „ „	254 „
„ „ 5. „	395,	„ 398,	„ „ „ „ „ „	240 „
„ „ 6. „	325,	„ 366,	„ „ „ „ „ „	227 „
„ „ 7. „	279,	„ 403,	„ „ „ „ „ „	220 „
„ „ 8. „	332,	„ 372,	„ „ „ „ „ „	201 „
„ „ 9. „	321,	„ 368,	„ „ „ „ „ „	248 „
„ „ 10. „	313,	„ 400,	„ „ „ „ „ „	218 „
„ „ 11. „	347,	„ 417,	„ „ „ „ „ „	222 „
„ „ 12. „	340,	„ 441,	„ „ „ „ „ „	212 „
„ „ 13. „	349,	„ 425,	„ „ „ „ „ „	192 „
„ „ 14. „	347,	„ 472,	„ „ „ „ „ „	219 „
„ „ 15. „	341,	„ 438,	„ „ „ „ „ „	222 „
„ „ 16. „	307,	„ 421,	„ „ „ „ „ „	204 „
„ „ 17. „	337,	„ 455,	„ „ „ „ „ „	220 „
„ „ 18. „	319,	„ 464,	„ „ „ „ „ „	215 „
„ „ 19. „	294,	„ 400,	„ „ „ „ „ „	259 „
„ „ 20. „	323,	„ 389,	„ „ „ „ „ „	239 „
„ „ 21. „	298,	„ 404,	„ „ „ „ „ „	254 „
„ „ 22. „	340,	„ 360,	„ „ „ „ „ „	240 „
„ „ 23. „	271,	„ 362,	„ „ „ „ „ „	239 „
„ „ 24. „	269,	„ 363,	„ „ „ „ „ „	214 „
„ „ 25. „	285,	„ 337,	„ „ „ „ „ „	233 „
„ „ 26. „	296,	„ 354,	„ „ „ „ „ „	247 „
zusammen	8618,	10,338,		5963 Pers.

Es wurden begraben vom 1. Januar bis 30. Juni 1873: 8618 Personen = 13.37 per 1000 der Bevölkerung (auf das Jahr berechnet 26.74 per 1000).

Es wurden begraben vom 1. Januar bis 30. Juni 1872: 10,338 Personen = 16.04 per 1000 der Bevölkerung. (Die Sterblichkeit für das ganze Jahr 1872 betrug 29.5 per 1000 ohne Todtgeborene.)

Es wurden als geboren 1873 gemeldet 5963 Personen = 9.25 per 1000 der Bevölkerung (auf das Jahr berechnet 18.50 per 1000). Nach früheren Berichten scheinen viele Geburten nicht gemeldet zu werden.

Von den Gestorbenen waren Europäer 87 bei einer Bevölkerung von 7253 = 12 per 1000, auf das Jahr 24 per 1000. (Davon starben 12 an Fieber = 13.8 % der Gestorbenen.)

Es starben überhaupt an:

Fieber	3282	= 38.08	per 100 aller Gestorbenen,
Krankheiten der Athmungsorgane	704	= 8.17	" " " "
Krankheiten des Nervensystems	708	= 8.22	" " " "
Cholera	87	= 1.01	" " " "
Blattern	687	= 7.97	" " " "
allen anderen Krankheiten	3033	= 35.19	" " " " *)
durch Unglücksfälle und Gewalt	117	= 1.36	" " " "
zusammen	8618.		

Die Sterblichkeit in den einzelnen Districten der Stadt war eine ungemein verschiedene, da aber über die Ursachen hiervon aus den Veröffentlichungen nichts zu ersehen, so gehen wir nicht weiter darauf ein.

Vom Consul des deutschen Reichs, Herrn von Mohl.

Singapore (Flaggenstange), 1° 17′ 4″ N., 103° 51′ 3″ O. (Hinterindien), d. 13. Juni 1873.

Nach eingezogenen Erkundigungen im allgemeinen Hospitale kommt Cholera und gelbes Fieber nie vor.

Vom 1. Januar bis heute sind nur 4 Fälle von Dysenterie behandelt worden.

Wechselfieber (kaltes Fieber, intermittent fever) und Blattern sind zwar sowohl hier als in Penang (Pulo-Penang), Prince Wales Fort, Flaggenstange, 5° 25′ N., 100° 21′ 5″ O. und Malacca (Flaggenstange), 2° 11′ 4″ N., 102° 15′ O., unter den Eingeborenen epidemisch, bei Europäern aber nur beobachtet, wenn sie dieselben von auswärts mit eingeschleppt haben.

Der Arzt des grossen hiesigen Hospitals, in dem Seeleute verpflegt werden, hat regelmässige Berichte über die von ihm Behandelten in Aussicht gestellt.

Singapore, d. 25. Juli 1873.

Was die vermuthlich auch nach Hamburg telegraphisch gemeldete Nachricht vom Ausbruch der Cholera dahier betrifft, so giebt dieselbe zu übertriebenen Befürchtungen Anlass, denn die Krankheit hat sich fast ausschliesslich auf Eingeborene beschränkt. Blos ein einziges deutsches Schiff liegt augenblicklich im hiesigen Hafen, „Malvina“, Heimathhafen Bremen.

Bericht des assistant colonial surgeon über die im Hospital vom 1. Januar 1872 bis 1. Juli 1873 Behandelten.

Im Jahre 1872 wurden 1030 Kranke aufgenommen, Europäer und Eingeborene. Von je 100 Europäern 3.98, von je 100 Eingeborenen 3.07.

Von den Erkrankungen kamen auf die Hauptkrankheiten:

Verletzungen	31.55	per 100	= 325	Kranke,
Kaltes Fieber	15.92	" "	= 164	"
Rheumatismus (meist chronisch)	5.63	" "	= 58	"
Syphilis	5.53	" "	= 57	"
Dysenterie	3.59	" "	= 37	"
Diarrhoe	2.81	" "	= 29	"
Gonorrhoe (Tripper)	2.52	" "	= 26	"
			696	Kranke.

*) Im Jahre 1872 starben 8.82 per 100 der Gestorbenen an Diarrhoe und Dysenterie.

Im 1. Halbjahre von 1873 kamen auf:

Verletzungen	27.23	per 100	der Aufgenommenen,
Kaltes Fieber	21.13	„ „	„
Rheumatismus	7.52	„ „	„
Syphilis	6.30	„ „	„
Gonorrhoe (Tripper)	2.84	„ „	„
Diarrhoe	2.64	„ „	„
Dysenterie	2.43	„ „	„

Vom Consul des deutschen Reichs, Herrn Fr. Gerlach.

Akyab, 20° 5′ N., 92° 59′ O., (Hinter-Indien), den 31. Mai 1873.

Sumpffieber, Dysenterie und Cholera kommen vor, doch ist ersteres meist milder Natur, als gewöhnliches kaltes Fieber (intermittent fever) auftretend, das bei einiger Vorsicht und sofortiger Anwendung der gebräuchlichen Mittel ohne grosse Mühe zu bewältigen ist. Zuerst wendet man ein Brech- oder Abführmittel an, dann 10—20 Gran = 6 Decigrammes bis 1 Gramme 24 Centigrammes Chinin, dieses sollte aber nur in der fieberfreien Zeit genommen werden. Februar bis Mai, wo uns die Schiffe gewöhnlich besuchen, ausser dieser Zeit kommen Schiffe nur höchst selten, sind ziemlich fieberfrei und werden die Schiffsmannschaften daher nicht häufig befallen.

Dysenterie kommt das ganze Jahr hindurch vor, verursacht bald durch schlechtes Trinkwasser, durch Erkältung (Arbeiten in nasser Kleidung, besonders der Fussbedeckung), Genuss mancher Früchte. Es ist dem gemäss grosse Vorsicht anzuempfehlen, bei Ausbruch der Krankheit strengste Diät beobachten und sofort an einen Arzt sich wenden.

Cholera ist meist in der heissen Jahreszeit, April und Mai, vorhanden; doch werden Europäer verhältnissmässig selten befallen, mit den Seeleuten verhält es sich ebenso. Als voriges Jahr die Cholera ziemlich stark unter den Eingeborenen grassirte, ist doch unter Seeleuten kein Fall vorgekommen. In diesem Jahre ist die Krankheit übrigens nur vereinzelt unter den Eingeborenen aufgetreten.

In diesem Jahre war der Gesundheitszustand auf deutschen Schiffen ein sehr guter, Erkrankungen selten, Sterbefälle keine.

Die Schiffe halten sich hier nur kurze Zeit auf, liegen auf breitem Strom in frischer Luft und da die Mannschaft selten Zeit hat an Land zu gehen, so lässt sie sich ohne grosse Mühe von klimatischen Krankheiten frei erhalten.

Es besteht hier ein Hospital für Seeleute unter Leitung eines europäischen Regierungsarztes (ausserdem ist kein europäischer Arzt am Platze) mit Assistenz zweier geprüfter eingeborener Aerzte.

Vom Consulats-Verweser des deutschen Reichs, Herrn Chr. Deetjen.

Rangoon (Dagoon Pagoda), 16° 47′ N., 96° 15′ 5″ O. (Hinter-Indien), d. 16. Mai 1873.

Es ist dies die Haupthandelsstadt der Provinz British Burmah und nach Calcutta und Bombay wohl der bedeutendste Hafenplatz Ostindiens.

Die Stadt liegt ca. 35 engl. Meilen von der See in einer grossartigen Deltabildung des Flusses Irawaddi. Alles, was solchen Deltabildungen eigenthümlich ist, findet sich auch hier in ähnlicher Weise.

An Krankheiten sind hauptsächlich vorhanden Sumpffieber, Dysenterie, Leberleiden und Cholera, doch arten sie selten in Epidemien aus.

Da seit October vorigen Jahres bis jetzt keine Regenschauer von Belang eingetreten sind, sondern grosse Trockenheit geherrscht hat, ist, namentlich in letzterer Zeit, Cholera aufgetreten und fürchtet man, wenn die Trockenheit noch weiter anhalten sollte, dass eine Epidemie daraus entstehen könnte. Nicht nur viele Eingeborene, sondern auch mehrere Europäer sind in den letzten Wochen der Krankheit erlegen, auch ist sie an Bord der Schiffe verschiedentlich aufgetreten.

Ein so spätes Einsetzen der Regen wie in diesem Jahre ist sehr ungewöhnlich.

Im Allgemeinen ist die Sterblichkeit durch die hiesigen Krankheiten, wenn bei Zeiten ärztlicher Rath gesucht wird, nicht gross, doch erfordert Dysenterie viele Vorsicht und tödtet mehr als alle übrigen Krankheiten. Statistische Tabellen über Todesfälle, selbst unter den hier ansässigen Europäern, sind bis jetzt noch nicht gehalten, wenigstens nicht veröffentlicht worden.

Den europäischen Schiffsmannschaften ist vor Allem zu empfehlen, das hiesige Trinkwasser zu vermeiden und sich vor Erkältungen zu schützen, besonders darum nicht auf Deck schlafen, was freilich für einen an das hiesige Klima gewöhnten Europäer unschädlich sein mag, desto gefährlicher aber für den Neuangekommenen. Hiesige Deutsche und auch Matrosen deutscher Schiffe, die längere Zeit im hiesigen Hafen zu verweilen haben, leiden viel an Bandwurm (taenia solium), dem weiter unten zu erwähnenden deutschen Arzte sind in den letzten 6 Wochen 7 Fälle von Bandwurm bei hier ansässigen Deutschen und 4 an Bord deutscher Schiffe vorgekommen, Engländer leiden selten daran. Da die contagious diseases act (regelmässige Untersuchung der sich Prostituirenden) hier seit 2 Jahren in Kraft getreten ist, so acquiriren die Mannschaften europäischer Schiffe selten Syphilis. Vor einer andern Gefahr kann aber nicht genug gewarnt werden, das ist der Genuss geistiger Getränke, namentlich während der Hitze des Tages, dieselben sind fast immer verfälscht und nur mit flüssigen Giften zu vergleichen.

Gegenwärtig sind hier 4 europäische Aerzte ansässig, darunter ein deutscher Arzt, Namens Dr. Friedländer. Diese Aerzte besuchen die Schiffe und ist es jedem Capitain zu empfehlen, gleich nach Ankunft einen derselben für die Dauer der Anwesenheit des Schiffes zu engagiren. Die Schiffe, welche keinen Arzt fest engagirt haben, werden einzeln von dem Gesundheitsbeamten des Hafens besucht, welcher sich nach dem Befinden der Mannschaft erkundigt und Krankheitsfälle höheren Ortes meldet. Da dergleichen hin und wieder für Capitaine unangenehm sein kann, so ist auch darum obiges festes Engagement zu empfehlen.

Die Regierung hat im vorigen Jahre ein grosses hölzernes Hospital bauen lassen, dem 2 europäische Aerzte vorstehen und in dem auch Seeleute Aufnahme finden.

Was die Kosten der Aufnahme und Behandlung anbetrifft, so verhält es sich folgendermaassen:

Für ein oder mehrere Seeleute desselben Schiffes Aufnahmegeld:

15	Rupien,	wenn	das	Schiff unter	300	Tons	hält,
20	„	„	„	„	300— 600	„	„
25	„	„	„	„	600—1000	„	„
30	„	„	„	„	mehr als 1000	„	„

Dann wird ferner bezahlt:

Für Capitaine oder Steuerleute per Tag 1 Rupie 14 annas,
„ die Mannschaft . . . . „ „ 1 „ 6 „

Die Medizin ist dadurch mitbezahlt, doch muss für Bier, Wein oder sonstige Spirituosen extra vergütet werden.

Vom Consul des deutschen Reichs in Vertretung Herrn E. Salzkorn.

Saigon, Stadt 10° 50′ N., 106° 43′ O. (französisch Cochin-China), d. 20. Juni 1873.

Nachfolgender Bericht basirt zum Theil auf Mittheilungen, die dem Herrn Consul von den Doctoren D'Ormay, Chef des services de santé der Colonie, und Storror, amerikanischem Arzte, gemacht worden sind.

Die französischen Besitzungen in Cochin-China, das unter französischem Protectorate stehende Cambodja nicht einbegriffen, erstrecken sich ungefähr von 8° 30′ N. bis 12° N. und von 103° 35′ O. bis 107° 5′ O., gehören also der heissen Zone an. Die Reisproduction des Landes ist in stetiger Zunahme begriffen, mit Absatz nach China und den übrigen Ländern des Ostens, doch wird auch der Handel mit Europa und besonders für die deutsche Schifffahrt von Jahr zu Jahr wichtiger in rascher Steigerung. Das Klima zeichnet sich aus durch eine extreme und beständig heisse Temperatur. Niemals, selbst zur kältesten Jahres- und Tageszeit in den Morgenstunden der letzten Tage des Jahres, sinkt das Thermometer unter + 17° C. = + 13.6° R. und am Tage steigt es bei klarem Himmel selbst zu jener Zeit stets bis + 30° C. = + 24° R., häufig auf + 35° C. = + 28° R. im Schatten. Während der heissen Jahreszeit, besonders Februar, März, April und Mai ist gleichmässig bei Tag und Nacht eine höhere Temperatur, so im verflossenen Monat Mai Nachts und Morgens nie unter + 30° C. = + 24° R.

Durch diese ununterbrochen hohe Temperatur besonders wird das Klima für Europäer schwer erträglich. Es ist keine Gelegenheit vorhanden die erschlafften und erschöpften Kräfte wieder herzustellen, was bei längerem Aufenthalte im Lande einen immer schädlicheren Einfluss ausübt.

Es giebt zwei Jahreszeiten, eine trockene, die dem in diesen Breiten regelmässig wiederkehrendem Nord-Ost Monsoon (Passatwind) entspricht, ungefähr von Mitte November bis Mitte Mai oder Anfang Juni, und eine Regenzeit mit dem Süd-West-Monsoon eintretend, ungefähr von Juni-October. Diejenigen Monate, welche die Uebergangsperiode der einen Jahreszeit zur andern bilden, sind für die Europäer am beschwerlichsten und giebt es alsdann auch die meisten Erkrankungen unter denselben. Die Stadt Saigon, Sitz der Regierung, ist Centralpunkt für den ganzen Verkehr und der einzige Hafenplatz des Landes, welcher der europäischen Schifffahrt direct zugänglich ist.

Es liegt die Stadt am Saigon Flusse, eben oberhalb seines Zusammentreffens mit dem Flusse Donnai, in gerader Linie etwa 40 Kilometer vom nächsten Meeresstrande, dem Flusse nach aber, wegen seiner Windungen, 60 Kilometer bis zur Mündung.

Saigon steht auf Alluvialboden, welcher ausgefüllt worden ist, und wird von tief liegenden Reisfeldern weithin umgeben. Es stehen dieselben während einer Hälfte des Jahres unter Wasser, wie das die Kultur des Reises verlangt, während der andern Hälfte des Jahres begünstigt eine tropische Sonne die Bildung von aus zersetzten vegetabilischen Stoffen aufsteigenden Ausdünstungen, die miasmatische Krankheiten hervorrufen. Obgleich durch ein sehr vervollkommnetes Drainirungs-System, Erhöhung der Strassen, Ausfüllung tiefer gelegener Stadttheile, immer allgemeiner werdende Erbauung praktischer, dem Klima entsprechender Häuser der Gesundheitszustand bedeutend gehoben worden ist, sind Sumpffieber und Krankheiten der Eingeweide doch sehr allgemeine Leiden.

So sind intermittirende (Kalte-, Wechsel-Fieber), Fieber fast immer mehr oder weniger vorhanden, ohne gerade, wie wohl in andern Ländern, eigentlich epidemisch zu werden. Durch diese Fieber, wie schon durch das Klima überhaupt, verarmt das Blut und wo das stärker hervortritt, können Europäer nur durch baldige Rückkehr nach Europa wieder genesen. Weit gefährlicher und die Kräfte erschöpfender aber ist die beständig vorhandene Dysenterie, obgleich auch sie sich nicht zur Epidemie steigert. Zugleich sind gewöhnlich anhaltende (chronische) Diarrhoen vorhanden und sehr häufig tritt Entzündung der Leber hinzu mit nachfolgender Eiteransammlung in derselben. Von allen Krankheiten des Landes fordert Dysenterie die meisten Opfer.

Seit der französischen Occupation im Jahre 1861 trat in der ersten Zeit asiatische Cholera alljährlich in mässigem Grade auf, besonders im April und Mai, seit Mitte 1865 aber hat sie sich nicht wieder gezeigt. Im Februar dieses Jahres wurde dieses Land von einer neu auftretenden Krankheit, die seit dem Ende*) des vorigen Jahrhunderts, wo sie in Java epidemisch auftrat, in diesen Gegenden, wie berichtet wird, nicht weiter vorgekommen war, aber jetzt wieder in Ostindien, auf Java und auch in China sich als verhältnissmässig Wenige verschonende Epidemie zeigte, das sogenannte Dengue-Fieber (Polka-Fieber, break-bone). Die Krankheit beginnt mit dem Gefühl allgemeiner Mattigkeit, Frösteln und Unwohlfühlen, wenn entwickelt, Fieberanfälle mit heftigen fast unerträglichen Schmerzen im Kopf, in den Augen, im Halse, den Lenden und Extremitäten.

Es ist nicht häufig, dass die Krankheit länger als 3 bis 4 Tage anhält, gewöhnlich nicht einmal so lange, doch gehören Rückfälle nach 4 bis 5 Tagen nicht zu den Seltenheiten. Nach dem Verschwinden des Fiebers und der Schmerzen zeigt sich meist ein scharlachähnlicher Ausschlag, weshalb auch die Krankheit rheumatisches Scharlach genannt wird. Die Krankheit, über deren Ursache man nichts weiss, ist ansteckend und tritt meist als Epidemie auf, doch kamen in diesem Frühjahr unter der Mannschaft eines auf der Rhede liegenden Kriegsschiffes nur einige vereinzelte Fälle von mildem Character vor. Seit Kurzem zeigt sich die Krankheit in stärkerem Grade von Neuem und zwar in der Saigon naheliegenden sogenannten chinesischen Stadt Cholen, (circa 5 engl. Meilen entfernt), wo Chinesen und Eingeborene in grosser Anzahl darniederliegen. Todesfälle, durch diese Krankheit veranlasst, sind äusserst selten und kommen nur vor, wo andere Krankheiten sich mit dem Fieber verbinden, auch in den Ländern nicht, wo es während des Frühjahrs allgemein geherrscht hat. Hier hat es bis jetzt noch keinen Todesfall veranlasst, auch hat es sich, so weit mir bekannt, weder an Bord deutscher Schiffe, noch bei den hiesigen deutschen Einwohnern gezeigt.

Blattern haben im verflossenen und im Beginn dieses Jahres ziemlich bedeutende Verheerungen unter den Eingeborenen des Landes veranlasst, doch hat die Krankheit, die hier wie in China einheimisch (endemisch) ist, seit einigen

*) 1824, 1825 und 1836 war die Krankheit in einzelnen Theilen Vorder- und Hinterindiens, Präsidentschaft Bengalen, Madras, dann in Rangoon, Chittagong etc. (Von Cochin-China wird nichts berichtet.) Hirsch' Handbuch der historisch-geographischen Pathologie.

Monaten ihren epidemischen Character verloren und lässt die eifrig beförderte Verbreitung der Impfung hoffen, dass sie nicht wieder als Epidemie auftreten wird.

Von den Europäern starben im Jahre 1872 145 Personen, davon 83 durch Dysenterie und Leberentzündung, 26 durch Sumpffieber und deren Folgen, zus. 109 = 75.17 per 100 aller Gestorbenen. In den ersten 5 Monaten dieses Jahres sind 71 Europäer gestorben, an welchen die beiden obgenannten Krankheiten im selben Verhältniss wie im vorigen Jahre theilgenommen haben.

Der Gesundheitszustand an Bord der diesen Hafen besuchenden Schiffe ist im Vergleiche mit dem Lande ein günstiger, besonders zeichnen sich darin die deutschen Schiffe aus. Zum Theil ist das dem Umstande zu verdanken, dass die deutschen Seeleute ihr Logis meist auf Deck haben und so den schlechten Dünsten der Ladungen (Reis, Fische, chinesische Producte) bei guter Ventilation mehr entzogen sind, theils begehen sie, an Land gekommen, weniger Excesse, die in diesem Klima besonders schädlich sind, als andere Nationen. Die Hauptkrankheiten auch der Seeleute sind Diarrhoe, Dysenterie und intermittirende Fieber, die, da die Schiffe nicht lange hier dem Klima ausgesetzt bleiben, mehr, wenigstens die ersten beiden, vom Genuss frischer Provisionen, besonders der Früchte und von dem hiesigen nicht eben guten Trinkwasser herrühren, die Fieber durch Schlafen auf Deck, dem Thau und den Ausdünstungen der umliegenden Reisfelder ausgesetzt, doch gehören Todesfälle unter Seeleuten zur Seltenheit.

Um Einschleppung epidemischer Krankheiten von Aussen zu verhüten, wenn dieselben in benachbarten Ländern herrschen, werden alle Schiffe an der Mündung des Saigon ärztlich besucht und die an ansteckenden Krankheiten Leidenden auf ein Lazarethschiff gebracht, welches 3 engl. Meilen unterhalb der Stadt liegt, die Schiffe selbst bleiben in der Nähe desselben alsdann in Quarantaine. Es ist aber diese Quarantaine nur gegen Cholera und Blattern gerichtet und dauert nur 3 Tage nach Entfernung des letzten Kranken von Bord, damit die Interessen des Handels möglichst wenig geschädigt werden. Sich vor den Krankheiten des Landes zu behüten, trägt am Wesentlichsten bei, die Strahlen der Sonne zu vermeiden und spirituose Getränke nur wenig zu geniessen. Für die Behandlung der Diarrhoe und Dysenterie (acute wie chronische) hat sich, wie auch sonst in Indien, Ipecacuanha am Besten bewährt, dagegen adstringirende, vegetabilische und mineralische Mittel nicht. Die Fieber werden mit Chinin behandelt. Wenn Blattern oder Cholera herrschen, ist der Contact mit den davon Ergriffenen zu vermeiden, und besonders wenn Cholera vorhanden, die Strahlen der Sonne zu scheuen. Im höchst gelegenen Theile der Stadt befindet sich ein Militairhospital mit 400 Betten. Es ist dasselbe gesichert vor den miasmatischen Ausdünstungen der Umgegend, dem Klima gemäss eingerichtet und gewährt Civilpersonen und den Mannschaften der Schiffe Aufnahme. Eine bedeutende Anzahl französischer Marineärzte und barmherziger Schwestern fungiren an demselben, ganz in derselben Weise wie in den Marinehospitälern Frankreichs. Behandlung und Pflege werden gelobt.

Der Preis ist ein mässiger, für einen Matrosen z. B. 3 Frcs. per Tag, Alles einbegriffen. Ausserdem giebt es noch ein Hospital für Eingeborene, Chinesen und sonstige Asiaten, auch dieses wird von der Regierung geleitet. Ein Civilhospital giebt es nicht, wird auch nicht entbehrt, theils wegen der geringen Zahl von Civilisten, theils wegen der Vortrefflichkeit des Militairhospitals. Ausser den Marineärzten, die zum Theil auch Privatpraxis treiben, giebt es noch mehrere andere Aerzte in Saigon, doch ist darunter kein Deutscher. Neben der Privatpraxis practisiren dieselben besonders auf den den Platz besuchenden Schiffen.

Vom Consul des deutschen Reichs, Herrn O. Sielcken.

Batavia, 6° 10' S., 106° 55' O., (Java) d. 14. Mai 1873.

Die Gesundheitsverhältnisse sind im Allgemeinen günstig.

Epidemien, durch welche die Mannschaften der Schiffe ergriffen werden, herrschen hier für gewöhnlich nicht, doch können Fieber, Dysenterie, Cholera denselben gefährlich werden, wenn sie nicht die gehörige Vorsicht beachten.

Dem übermässigen Genuss von Früchten, besonders nicht ganz reifen, und Erkältungen folgt leicht Dysenterie und Cholera. Die Fieber, welche hier herrschen, sind nur ausnahmsweise ernster Natur und werden durch Chinin, womit jedes Schiff ausgerüstet sein sollte, bewältigt.

Früher war der hiesige Platz in gesundheitlicher Beziehung ziemlich verrufen, hat sich aber bedeutend gebessert.

Zu den Vorsichtsmaassregeln, durch welche die Seeleute gesund zu erhalten, gehört, dass die Capitaine ihre Mannschaft nicht schwer arbeiten lassen, sondern sich zur Entlöschung und Beladung der Schiffe der malayischen Coolies bedienen, die nicht theuer sind.

Wenn Leute der Schiffsmannschaft hin und wieder Urlaub erhalten an's Land zu gehen, so ist ihnen doch wenig Gelegenheit zur Ausschweifung geboten, da es am Platze kostspielig ist und die Polizei auch stets ein scharfes Auge auf Seeleute hat.

Batavia besitzt ein grosses Militairhospital, worin auch Seeleute Aufnahme finden, dasselbe entspricht allen Anforderungen der Neuzeit und sind die Kosten mässig.

Für den Consul des deutschen Reichs, Herrn D. Th. Bauermann, Herr A. Stelling.

Macassar (Fort Rotterdam), 5° 8' S., 119° 26' 5'' O. (Celebes), den 10. Juli 1873.

Nachfolgender Bericht ist von einem Regierungsarzte höheren Ranges verfasst.

Wie in den übrigen ostindischen Kolonien kommt auch hier kein gelbes Fieber vor. Cholera zeigt sich zuweilen in vereinzelten Fällen (cholera sporadica) und wird dann meist für eine bösartige (pernicieuse) Fieberform (Sumpffieber) gehalten. Epidemisch tritt die Krankheit in den letzten Jahrzehnten zu unbestimmten Zeiten, doch etwa alle 10 Jahre auf; zuletzt 1864, wo sie ziemlich stark war und auch auf Java herrschte.

Dysenterie ist in den letzten 10 Jahren sowohl hier, wie im ganzen Archipel, obschon noch immer ziemlich häufig, doch viel geringer der Anzahl und Intensität nach, als früher aufgetreten. In Macassar kommt dieselbe nach Ablauf des Westmonsum, besonders in den Monaten Juni, Juli und August zur Beobachtung.

Sumpffieber herrschen anhaltend endemisch und bilden meist den dritten Theil aller vorkommenden Krankheitsfälle, pernicieuse und typhöse Formen sind nicht selten. Die Anfälle bei denselben, obschon meist die regelmässigen drei Stadien von Kälte, Hitze und Schweiss zeigend, halten jedoch nur in wenigen

Fällen einen geregelten, 1-, 2- oder 3-tägigen Typus ein, meist sind es unregelmässig sich wiederholende eintägige Paroxysmen mit gastrischen Störungen, dabei hartnäckig und zu Rückfällen geneigt. Schwäche, Blutarmuth und Milzkrankheiten bleiben öfters lange als Folgekrankheiten nach.

In dem letzten Vierteljahr hat eine früher hier unbekannte Fieberform, von Java eingeschleppt, besonders unter der bugiresischen Bevölkerung geherrscht, das sogenannte Dengue-Fieber. Hauptsymptome der Krankheit waren, ausser dem Fieber und den gastrischen Störungen, anfangs ein erst im Gesicht und am Halse auftretender und innerhalb 24 Stunden über den ganzen Körper sich ausbreitender Ausschlag, bald Masern, bald Scharlach ähnlich, und zugleich oder erst später auftretende und lange anhaltende rheumatische und Nervenschmerzen mit Steifheit der Glieder und Gelenke.

Obgleich Tausende an der Krankheit litten, kamen doch nur wenig Todesfälle vor, hauptsächlich bei der bugiresischen Bevölkerung in Folge hinzutretender Dysenterie.

Im ersten Halbjahre von 1873 starben im Hospital 5 Europäer und zwar:

2 im ersten Vierteljahr	(1 Dysenterie,	1 Fieber [Sumpffieber])			
und 3 „ zweiten „	(1 „	2 „ „)			

Macassar ist im Allgemeinen für Europäer ein gesunder Ort, auch hält man dasselbe von der Rhede, und oft versetzt deshalb das Marine-Departement Reconvalescenten auf die hier Station haltenden Kriegsschiffe. Eine Uebersicht der in den letzten 2½ Jahren im Hospital behandelten europäischen Matrosen (der Handelsschiffe) beweist dieses günstige Urtheil. Es wurden nämlich aufgenommen:

1871:	23,	wovon 6 Fieberkranke,	1 Dysenterie,	
1872:	18,	„ 5 „	1 „	3 Syphilis,
im ersten Halbjahr von 1873:	17,	„ 13 „	2 „	2 „
zusammen:	58.			

Von allen diesen starben nur 2 Fieberkranke (1: 1872 und 1: 1873) = 8.33 % der Fieberkranken und 3.45 % aller Kranken.

Die verhältnissmässig grosse Zahl der Fieberpatienten im letzten Halbjahre entstand durch Ankunft der schiffbrüchigen Mannschaft der bei der Insel Baeton (N.-O.-Spitze, 4° 23' S., 123° 4' O.) verunglückten deutschen Brigg „Penguin“, welche einige Monate unter Entbehrungen auf jener Insel zugebracht und daselbst 2 Männer an Fieber verloren hatte; nachher wurden noch 8 dieser Mannschaft fieberkrank im Hospital aufgenommen, doch starb davon keiner mehr. Ausserdem haben keine andern deutschen Seeleute an obenerwähnten Krankheiten im letzten Vierteljahre gelitten (nicht im Hospital daran behandelt worden).

Regelmässige Lebensweise, gute, kräftige Kost, frisches Fleisch, Vermeidung der grössten Hitze in den Mittagsstunden, Warmhaltung des Unterleibes durch flanellene Leibbinden, besonders in den Monaten Juni, Juli, August, sind die besten Vorbeugungsmittel, um Erkranken zu verhüten.

Die einzigen zuverlässigen Mittel sind bei Fieber Chinin, bei Dysenterie Simaruba und Opium.

Erkrankte Seeleute finden im hiesigen Militair-Hospital Aufnahme; es ist dasselbe eines der besten in ganz Ost-Indien und fungiren an demselben vier Militairärzte, wovon zwei höheren Ranges. Ausserdem ist an dem Hospital ein Militair-Apotheker angestellt.

Vom Verweser des Consulats des deutschen Reichs, Herrn R. B. Pors.

Manilla, 14° 20′ N., 120° 20′ O. (Philippinen), d. 12. Mai 1873.

Im Laufe des letzten Vierteljahrs ist Sumpffieber nur wenig vorgekommen, Dysenterie dagegen herrscht das ganze Jahr hindurch und ist epidemisch. Wie gross die Zahl der Sterbefälle an einer der vorerwähnten Krankheiten war, lässt sich nicht angeben, weil statistische Berichte nicht existiren, doch haben die Mannschaften deutscher Schiffe nicht gelitten. Bei der Behandlung von Sumpffiebern hat sich Chinin bewährt und bei Dysenterie Abführmittel, wie Calomel, oder schwefelsaures Natron (Glaubersalz) abwechselnd mit Ipecacuanha, Calomel mit Opium in kleinen Quantitäten.

Erkrankte Seeleute finden im städtischen Hospital San Juan de Dios Unterkommen. An demselben fungiren spanische Aerzte, doch hat es auch eine Privat-Abtheilung, an der ein englischer Arzt die Aufsicht führt. Der Verwaltungsrath des Hospitals ist mit der Errichtung neuer, grösserer und günstiger gelegener Räumlichkeiten beschäftigt.

Vom Stellvertreter des Consuls des deutschen Reichs, Herrn Frensberg.

Hongkong, 22° 15′ N., 114° 10′ O. (China), den 22. Mai 1873.

Auszüge und Zusammenstellungen nach dem eingeschickten officiellen Blatte vom 17. Mai 1873.

Berichte des Hospital-Inspectors, Herrn Dr. med. G. Dods.

1) Im Gouvernements-Civil-Hospital wurden im Jahre 1872 behandelt 938 Kranke, davon starben 64 = 6.8 per 100.

Von den Behandelten waren:

Europäer	333	und starben	16 =	4.8 per 100,
Farbige	290	„ „	7 =	2.4 „ 100,
Chinesen	315	„ „	41 =	13 „ 100.

In den letzten 14 Jahren starben auf je 100 im Hospital Behandelte im Durchschnitt:

Farbige	3.49,
Europäer	6.60,
Chinesen	19.63.

Es litten an Diarrhoe, Dysenterie, entzündlichen Leberleiden 94 = 10.02 per 100 aller Kranken, wovon starben 16 = 25 per 100 der Gestorbenen, davon 41 Europäer mit 9 Todten.

An Sumpffiebern 118 = 11.5 per 100 aller Kranken. (Kaltes Fieber 97, starben 2; die Gestorbenen waren Farbige. — Remittirendes Fieber 21. Unter den an Sumpffieber Erkrankten waren 24 Europäer.

An Delirium tremens litten 8 Personen und starb 1, alle waren Europäer.

An Syphilis litten 50 (davon 42 primär und 8 sekundär) = 5.3 per 100 aller Kranken; darunter waren 25 Europäer.

An Aussatz (Lepra) wurde 1 Chinese behandelt und starb.

2) Im Seemannshospital wurden im Jahre 1872 371 Personen behandelt davon starben 27 = 7.28 per 100. (1867 starben 8.95, 1868 8.92, 1869 8.69, 1870 6.90, 1871 9.68 per 100.) Davon litten an

Blattern .... 14, starben 5,
Dysenterie und Diarrhoe .... 64, „ 5,
Leberentzündung und verwandten Leberleiden . . 20, „ 4,
continuirlichem Fieber .... 13, „ 1,
Sumpffiebern (17 kaltes, 3 nachlassendes, remittent) 20, „ —.

zusammen . . 131 = 35.3 per 100
aller Kranken mit 15 Todten = 55.6 auf 100 Todte des Hosp.

Ausserdem an Syphilis 24, davon 19 sekundär. An Delirium tremens littten 4 Personen.

Von den Gestorbenen waren 22 Europäer und 5 Eingeborene.

3) Im Hospital des Victoria-Gefängnisses wurden behandelt:

152 Kranke (111 Chinesen, 36 Europäer, 5 Farbige). Davon starben 9 (Chinesen) = 5.9 per 100. Die Zahl der Sträflinge betrug im Jahre 6268, täglich im Durchschnitt 525, also kamen nur 2.4 Erkrankte auf 100. Ausserdem kamen freilich noch 1219 unbedeutende nicht im Hospital behandelte Störungen der Gesundheit vor.

Unter den Kranken litten an Sumpffieber 28 (kaltes Fieber 22, nachlassendes Fieber [remittent] 6, 21 Chinesen, 7 Europäer), starben 2 (remittent).

An Diarrhoe (21) und Dysenterie (16) 37 (23 Chinesen, 12 Europäer, 2 Farbige), starben 2 (Dysenterie).

An Leberentzündung 3 (2 Chinesen, 1 Europäer), starb 1 (Leberentzündung).

Es litten also an diesen Krankheiten 68 = 44.7 per 100 aller Erkrankten.

Unter 1461 Kranken der 3 Hospitäler litten demgemäss an den hauptsächlich vom Klima abhängigen Krankheiten 411 = 28.1 per 100 aller Erkrankten und starben davon 38 per 100 aller Gestorbenen.

Es wird noch über ein chinesisches Hospital (Tung Wa Hospital) berichtet, welches Mitte Februar eröffnet wurde und bis zum 31. December 922 Kranke aufnahm, von denen 287 starben = 31.1 per 100 der Behandelten. Chinesische Aerzte fungiren an demselben, die Nichts von Chirurgie verstehen. Krankenwärter sind viele vorhanden, doch sollen sie nie an ihrem Platze sein.

In den letzten 15 Jahren von 1858—1872 inclusive waren in Hongkong durchschnittlich ansässig 1942 Europäer und Amerikaner, wovon im Durchschnitt jährlich 46 starben = 39.1 per 1000. Die geringste Sterbezahl war 19.9 per 1000 im Jahre 1868 und die ungünstigste 75.2 per 1000 im Jahre 1858, vom Jahre 1867 an erhob sie sich nicht über 31 per 1000.

Im Jahre 1872 wurden 17,530 Untersuchungen öffentlicher Frauenzimmer vorgenommen und dieselben in 16,715 Fällen = 95.3 per 100 gesund befunden und 656 mal die erkrankten Frauenzimmer, in das für sie bestimmte Hospital (lock hospital) geschickt. Vom Jahre 1858—1872 inclusive wurden so 6762 behandelt, die geringste Zahl im Jahre 1858 124, die grösste 1870 722, im Durchschnitt jährlich 450.8 und wurden die einzelnen Kranken durchschnittlich 25.8 Tage behandelt. Die Zahl der Frauenzimmer, die 17531 mal untersucht wurden, betrug 398, also wurde jedes Frauenzimmer durchschnittlich 44 mal im Jahre untersucht, (durchschnittlich wurde an 25 Tagen im Monat untersucht), 362 derselben liessen sich freiwillig untersuchen, 36 mussten dazu gezwungen werden. Im lock hospital, welches 66 Betten hat, befanden sich am 31. Decbr. noch 32 kranke öffentliche Frauenzimmer, mit den im Laufe des Jahres hinzugekommenen 688, wovon 650 geheilt wurden = 94.5 per 100 der Behandelten und 38 = 5.5 per 100 am 31. December noch im Hospital verblieben.

Es litten von den Behandelten 182 an primärer Syphilis = 26.45 per 100 und 5 an secundärer Syphilis = 0.73 per 100, der Rest an Gonorrhoe (Tripper).

Nicht concessionirte Prostituirte wurden im Jahre 1872 135 aufgegriffen (5 in Häusern, 130 auf der Strasse), davon waren krank 18 = 13.3 per 100.

Im Jahre 1872 wurden ferner an ansteckenden Krankheiten der Geschlechtstheile, von Frauenzimmern zugezogen, Männer behandelt:

im Militairhospital	184,	
„ Marinehospital	87,	davon waren 28 von Auswärts mitgebracht,
„ Hospital für Polizisten ...	92,	„ „ 1 „ „ „
„ Hospital für Civilisten und Seeleute der Kauffahrer ..	69,	„ „ 41 „ „ „
Zusammen..	432,	davon waren 70 von Auswärts mitgebracht,

bleibt für Hongkong 362.

Von den behandelten Männern litten an
primärer Syphilis 123 = 28.5 per 100 der Behandelten,
secundärer „ 61 = 14.1 „ „ „ „

Der Rest litt an Gonorrhoe und leichteren Affectionen. Die Männer hatten wie die Weiber in vielen Fällen neben den verschiedenen Syphilis-Formen auch noch Gonorrhoe, die hier nicht extra mit aufgezählt worden, durchschnittlich waren im Monat in Garnison und Hafen

Soldaten	1183,
Polizisten	636,
Seeleute der Marine	598,
„ „ Kauffahrer	9539.
Zusammen..	12,010,

und waren davon per Monat 0.29 per 100 in obiger Weise erkrankt, ein Jahr vorher waren es 0.34 per 100.

Die Hitze im Sommer war vergleichsweise mässig für Hongkong, April war heiss, aber im Mai, nach Eintritt des Regens, wurde es wieder sehr kühl, obgleich Mai sonst einer der heissesten Monate im Jahre ist. Oestliche und nordöstliche Winde waren während des Jahres vorherrschend. Im Mai herrschten auch noch Diarrhoe und Dysenterie, besonders unter Kindern. August war sehr heiss und kamen einige sehr heftige Fälle von remittent fever (Sumpffieber, Küstenfieber, nachlassendes Fieber) vor. In dieser Stadt gab es nicht viele Fälle, doch wurden bei Aberdeen (auch auf Hongkong) auf dem Schiff der engl. Marine „Barossa" 100 Mann der Besatzung davon ergriffen, wahrscheinlich hatte die Mannschaft am Ufer geschlafen, worauf beinahe immer ein Fieberanfall folgt.

Für gehörige Drainage und Wegschaffen des Unraths wurde Sorge getragen, die dawider Handelnden bestraft und zwar 1447 Personen mit einer Strafe von $ 1428. 33.

Die Temperatur im Schatten betrug im:

Januar	höchste	+ 70 F.	= + 16.88 R.,	niedrigste	+ 50 F.	= + 8 R.
Februar ...	„	+ 68 „	= + 16 „	„	+ 43.5 „	= + 5.11 „
März	„	+ 78 „	= + 20.44 „	„	+ 46 „	= + 6.22 „
April	„	+ 84.5 „	= + 23.33 „	„	+ 62 „	= + 13.33 „

Mai......	höchste	+ 88 F.	= + 24.88 R.,	niedrigste	+ 64.5 F.	= + 14.44 R.
Juni.....	„	+ 89.5 „	= + 25.55 „	„	+ 76 „	= + 19.55 „
Juli.....	„	+ 89 „	= + 25.33 „	„	+ 77 „	= + 20 „
August...	„	+ 89 „	= + 25.33 „	„	+ 77 „	= + 20 „
September.	„	+ 89 „	= + 25.33 „	„	+ 64 „	= + 14.22 „
October..	„	+ 85 „	= + 23.55 „	„	+ 69 „	= + 16.44 „
November.	„	+ 80 „	= + 21.33 „	„	+ 58 „	= + 11.55 „
December.	„	+ 75 „	= + 19.11 „	„	+ 56 „	= + 10.66 „

Im Jahre 1866..	höchste Temperatur	+ 93 F.	=	+ 27.11 R.
	niedrigste „	+ 45 „	=	+ 5.77 „
1867..	höchste „	+ 92 „	=	+ 26.66 „
	niedrigste „	+ 41 „	=	+ 4 „
1868..	höchste „	+ 88 „	=	+ 24.88 „
	niedrigste „	+ 42 „	=	+ 4.44 „
1869..	höchste „	+ 89 „	=	+ 25.33 „
	niedrigste „	+ 43 „	=	+ 4.88 „
1870..	höchste „	+ 89.5 „	=	+ 25.55 „
	niedrigste „	+ 46 „	=	+ 6.22 „
1871..	höchste „	+ 89 „	=	+ 25.33 „
	niedrigste „	+ 36 „	=	+ 1.82 „
1872..	höchste „	+ 89.5 „	=	+ 25.55 „
	niedrigste „	+ 43.5 „	=	+ 5.11 „

Im Jahre 1872 fielen 62.92 Zoll Regen, davon im

Mai..........	8.53,
Juni..........	16.27,
Juli..........	12.99,
August.......	6.75,
September.....	9.27,
October.......	6.38.
	60.19.

Im Jahre	1871	fielen	99.24	Zoll	Regen,
„ „	1870	„	56.07	„	„
„ „	1869	„	63.71	„	„
„ „	1868	„	88.04	„	„
„ „	1867	„	80.80	„	„
„ „	1866	„	77.49	„	„

Vom stellvertretenden Consul des deutschen Reichs, Herrn Frensberg.

Canton, 23° 6′ 9″ N., 113° 15′ O. (China), den 6. Mai 1873.

Die gute und gesunde Lage Cantons ist an der ganzen chinesischen Küste bekannt, und dem gemäss können die Gesundheitsverhältnisse der Europäer sowohl wie Chinesen im Allgemeinen als sehr gute bezeichnet werden. Abgesehen von etwas Diarrhoe und Syphilis ist unter den erwachsenen Europäern im vergangenen Winter und Frühjahr keine nennenswerthe Krankheit vorgekommen. Auch der Gesundheitszustand des Sommers kann hier im Allgemeinen ein sehr guter genannt werden, vorausgesetzt, dass man die bei der tropischen Hitze erforderlichen Vorsichtsmassregeln trifft, als da sind: Kühle Wohnung, Vorsicht beim Baden, Vermeidung der Sonnenstrahlen, mässige Diät, besonders im Genuss von Spirituosen.

Ein Canton im Sommer eigenthümliches Uebel sind sehr schmerzhafte Beulen, welche hauptsächlich bei Kindern und solchen Erwachsenen auftreten, welche sich hier erst seit kurzer Zeit aufhalten. Es zeigen sich dieselben an allen Körpertheilen, vorzugsweise jedoch im Gesicht, Nacken und auf dem Kopfe; die veranlassende Ursache ist noch nicht festgestellt. Einige behaupten, sie würden durch den übermässigen Genuss einer gewissen Frucht veranlasst, Andere dagegen schreiben sie den Einflüssen des Trinkwassers und der Sonne zu. Blattern sind in diesem Jahre unter den Europäern nicht vorgekommen, auch bei den Chinesen gab es nur vereinzelte Fälle. Cholera ist hier überhaupt noch nie gewesen. Der Gesundheitszustand auf den den hiesigen Hafen besuchenden Schiffen war ein so guter, dass ausser einigen ganz leichten Fällen von Diarrhoe sich überhaupt keine Krankheit zeigte, freilich befanden sich immer nur 2 oder 3 Schiffe im Hafen, lauter Dampfer von grossem Tiefgang, indem grössere Dampfer und sämmtliche Segelschiffe in dem 13 engl. Meilen unterhalb Cantons belegenen Hafen von Whampoa, 23° 6′ 20″ N., 113° 23′ 40″ O., ankern müssen. Whampoa hat kein so gutes Klima wie Canton. Das liegt hauptsächlich an der morastigen Umgegend und Kahlheit der felsigen Hügel, welche im Sommer die Hitze verstärken, sowie an der gegen die Süd- und Ostwinde abgeschlossenen Lage, welche Winde allein im Sommer Kühlung bringen und die Luft von schädlichen Dünsten befreien könnten. Fieber und Blattern sind daselbst ziemlich häufig, auch kommt Sonnenstich oft vor. Das in Whampoa häufigste Fieber unterscheidet sich von den gewöhnlichen Sumpffiebern durch seinen im Anfang stürmischen, dann ruhigeren Verlauf, wo die Gefahr erst beginnt Die Chinesen fürchten dasselbe sehr, und ist es unter ihnen als das Whampoa- oder gefleckte Fieber (chut-pan) bekannt, obwohl fast nie Flecken auf dem Körper erscheinen. Das Fieber beginnt mit abwechselndem Gefühl von Hitze und Kälte und ist in den ersten 3 oder 4 Tagen bald gesteigert, bald nachlassend. Am 5. oder 6. Tage wird es continuirlich (beständiges Fieber) mit einem Gefühl grosser Beklemmung in der Magengrube, häufigem Puls und einer gelb, zuweilen braun belegten Zunge. Delirium beginnt zuweilen am 7. oder 8. Tage. In einigen Fällen fängt das Fieber gleich in der continuirlichen Form an. Wenn die Patienten nicht passend behandelt werden, so kann wohl der Tod in 8 oder 9 Tagen eintreten, aber gewöhnlicher in 14 oder 15 und zuweilen in 20 Tagen, seltener später und nie so früh wie in 3 oder 4 Tagen. Wenn das Fieber ohne passende Behandlung 8 oder 9 Tage gewährt hat, so wird der Fall schwierig, ist nach 12 oder 13 Tagen fast hoffnungslos. Nasenbluten hat der ärztliche Beobachter, von dem diese Beschreibung herrührt, bei chut-pan gesehen, aber keine Blutung aus den Därmen. Bei passender Behandlung sollte die Sterblichkeit nicht mehr als 10 oder 20 % betragen, doch da die Kranken oft nicht eher einen Arzt zu Rathe ziehen als bis sie schwer krank sind, so beträgt die allgemeine Sterblichkeit gewöhnlich wohl 30 oder 40 %. Nach dieser Beschreibung scheint das Fieber einen typhösen Charakter zu haben. Es kann den Schiffsbesatzungen nicht genug anempfohlen werden, auch im Sommer wollene Unterkleider zu tragen und sich nur mit Vorsicht den Sonnenstrahlen und Abends im Freien den Einflüssen der Malaria (Ausdünstungen des Sumpfbodens) auszusetzen. Sonnenstich ist hier fast immer tödlich, besonders bei Menschen, welche, wie die Seeleute, reichlich Spirituosen geniessen.

Es befindet sich in Canton ein chinesischer Arzt, der in amerikanischen und englischen Kollegien und Universitäten seine Ausbildung erhalten hat, er heisst Dr. F. Wong.

Auch besteht hier ein Hospital der medical missionary society, an dessen Spitze ein Dr. Kerr fungirt, dasselbe nimmt aber nur Chinesen auf. In Whampoa hat sich seit einigen Monaten ein junger Arzt Namens Franklyn niedergelassen, früher war dort ärztliche Hülfe nicht zu erlangen.

Vom Vice-Consul des deutschen Reichs, Herrn Francis P. Knight.

Newchwang, 40° 40′ 36″ N., 122° 15′ O. (südliche Manschurei), den 10. Juni 1873.

Die kaiserlichen (chinesischen) See-Zollämter veröffentlichen seit 2 Jahren halbjährliche Berichte ihrer Aerzte. Bisher habe ich mich begnügt, eine Copie des hiesigen Amtes nach Berlin zu senden, doch werde ich in Zukunft ebenfalls Hamburg einen solchen Bericht des Dr. James Watson zuschicken. Um aber auch schon jetzt zur Förderung von Forschungen beizutragen, die, wie ich überzeugt bin, grossen Nutzen sowohl der Wissenschaft wie den Interessen der jetzt so bedeutenden deutschen Schifffahrt bringen werden, übersende ich einliegend 1) eine Brochüre des Dr. James Watson, vom Jahre 1869, betitelt „Der englische Doctor in der südlichen Manschurei.“ 2) Gedruckte halbjährliche Berichte des Dr. Watson für das Jahr 1871 und 1872, aus den medicinischen See-Zoll-Amts-Berichten, endlich 3) Einen schriftlichen neuen Bericht des Dr. Watson.

Ich für meinen Theil, nach einer langen Erfahrung im Handel und auf Reisen, bin im Stande zu constatiren, dass in der Regel auf deutschen Fahrzeugen mehr Ruhe und Zufriedenheit, als auf denen anderer Nationen zu herrschen scheinen. (J am prepared to state that there appears to be more peace and contentment as a rule on board of German vessels, than in those of other nations). Doch da so viele Krankheiten durch das Wohnen in feuchten Quartieren entstehen und durch den Umstand, dass Seeleute vernachlässigen den Leib warm zu halten, viele Darmleiden im Osten verursacht werden, möchte ich vorschlagen, dass die Gesetzgebung dafür Sorge trage, dass das Vordercastell (der einzige Platz, wo Seeleute schlafen können, zuweilen für Jahre), möglichst trocken gehalten würde und dass ferner die Seeleute angehalten würden, sich bei Beschaffung ihrer Ausrüstung mit guten warmen Flanellbinden für den Leib zu versehen.

Aus dem Medicinal-Bericht über den Hafen und District von Newchwang,

abgestattet durch James Watson, Dr. med. (Edinburg), Consular- und See-Zoll-Amts-Arzt, den 31. März 1873.

Newchwang ist von den dem Handel mit den Fremden eröffneten chinesischen Häfen der nördlichste, gelegen an der letzten vollständigen Biegung von Ost nach West des Flusses Leaon, ehe derselbe sich in den Meerbusen gleichen Namens ergiesst. Die Stadt liegt parallel dem Flussufer und ist der Haupthafenplatz in der südlichen Manschurei.

Eine bedeutende Anzahl von Schiffen aller Nationen besucht den Hafen während der offenen Jahreszeit (25 März — 20 November), und zum grössten Theil ist diese Schifffahrt unter deutscher Flagge. Das Land um unseren Hafen herum ist auf viele Meilen flach und uninteressant, mit wenig Bäumen und

Sträuchern und beinahe gar keinem Gras, aber in der Entfernung wird die grosse Ebene durch eine fast gerade von Nord nach Süd verlaufende Gebirgskette, dem Quellengebiet des Leaon, angenehm begrenzt.

Das Clima dieses Districts ist streng im Winter, aber gemässigt im Sommer. Es währt der Winter von Anfang November bis Ende März. Der Thermometer zeigt jedes Jahr mehrmals im Winter eine Kälte von einigen Graden unter 0 (F.), (0 F. = — 14°22 R.,) und im vorletzten Winter stand er einmal für einige Stunden auf — 14° F. = — 20°44 R., doch ist die Luft bei der Kälte im Winter trocken und stärkend, was von Europäern mit gesunder Constitution gut ertragen wird, wenn sie nüchtern und vorsichtig in ihren Gewohnheiten sind. Um sich vor der Kälte besser zu schützen, haben die Fremden und selbst die Engländer in der Regel den amerikanischen Ofen angenommen, den englischen ungenügend wärmenden Heerd aber aufgegeben. Wie ungenügend dieser Heerd wärmt, zeigte sich in dem Falle, wo auf demselben bei vollem Feuer der Inhalt einer Flasche Medicin gefror.

Der südlichen Manschurei Sommer ist der mildeste, den Europäer im chinesischen Reich kennen gelernt haben. Der Thermometer steigt im vollkommnen schattigen Zimmer selten über + 86° F. = + 24° R. Zuweilen ist wohl die Hitze ein wenig grösser, aber solcher Tage giebt es eine geringe Anzahl und in grossen Zwischenräumen. In der Sonne ist natürlich die Hitze weit bedeutender.

Eine eigentliche Regenzeit kommt nicht vor, obgleich es Tage giebt, wo die Quantität des gefallenen Regens in einer gegebenen Zeit dem der tropischen Climate an Menge entspricht. Aber kaum ist der Regen vorüber, so wird die Luft wieder trocken und stärkend, der Himmel wolkenlos. Es giebt Ausnahmen, wo es jeden Tag und zwar 8, 10 oder 12 Tage lang regnet. Aber das sind, wie gesagt, Ausnahmen und das Clima ist seiner Wesenheit nach ein trockenes.

Diese Trockenheit der Athmosphäre ermöglicht es Fremden, ausserhalb des Hauses ohne Gefahr Arbeiten zu verrichten, die nicht da versucht werden dürften, wo die Hitze so gross wie hier und zugleich feucht ist. Daher ist das Clima für Diejenigen, die weder an organischen Herz- noch Lungenkrankheiten leiden, ein gesundes, für die aber, welche an dergleichen leiden ist die Luft zu trocken und reizend. Auch für junge Kinder und Leute mit schwachen Lungen sind die plötzlichen und häufigen Temperatursprünge sehr angreifend.

Die Eingeborenen erfreuen sich einer guten Gesundheit, obgleich ihre sanitätlichen Einrichtungen miserabel sind. Blattern fehlen nie, auch sollen sie zuweilen epidemisch werden, was aber während 8 Jahre, die ich hier bin nicht der Fall gewesen ist. Ebenfalls war Cholera während dieser Zeit nicht hier, obgleich wenige Jahre vorher viele Menschen durch die Krankheit weggerafft wurden. Sumpfkrankheiten sind sehr selten und die Fälle, welche von anderswoher kommen, heilen immer in kurzer Zeit, offenbar durch den günstigen Einfluss des Climas. Die Behandlung gegen dieselben war immer die einfachste, im Beginn milde Abführmittel, gefolgt von Chinin, Eisen und Säuren.

Dysenterie kommt zuweilen, aber gewöhnlich importirt vor. Bei der Behandlung wird vor allem auf genau geordnete Diät geachtet und dieselbe möglichst einfach gewählt: Milchdiät ist die beste. Die Kranken werden liegend erhalten, zuerst grosse Dosen Ipecacuanha gegeben, dann Klystiere mit Stärke und Morphium, nachher aus zusammenziehenden Mitteln. Später stärkt man durch Wein, Eisen und gute Nahrung. Grosse Sorgfalt muss auf Warmhaltung des Leibes verwandt werden, wofür am besten flanellene Binden sind. Syphilis ist im Osten eine verbreitete Krankheit und Newchwang macht keine Ausnahme davon.

Institutionen zur Aufnahme kranker Seeleute oder Anderer existiren hier nicht.

Die Anzahl der hier angesiedelten Fremden ist sehr klein und es ist selten Gelegenheit deutsche Seeleute wegen ärztlicher Behandlung an Land zu bringen, wenn es nöthig war und der Fall trat in den letzten 8 Jahren nur zwei oder dreimal ein, so war immer leicht passende Unterkunft und Wartung für dieselben zu finden. In der Regel sind deutsche Kapitaine gegen ihre kranke Mannschaft gütig und sorgsam.

Ausser mir ist noch ein anderer Arzt am Platze.

Einige Auszüge aus den mitgeschickten Brochüren.

Aeusserste Temperaturen, Resultat einer fünfjährigen Beobachtung (der Thermometer hing an der Nordseite.)

	Niedrigste Temperatur		Höchste Temperatur	
	bei Tagesanbruch.	Nachm. zwisch. 2 u. 4 Uhr.	bei Tagesanbruch.	Nachm. zwisch. 2 u. 4 Uhr.
Jan	-10° F. = -18°_{66} R.	$+3^{\circ}$ F. = -12°_{88} R.	$+39^{\circ}$ F. = $+3^{\circ}_{11}$ R.	$+44^{\circ}$ F. $-$ $+5^{\circ}_{33}$ R.
Febr.	-10° » = -18°_{66} »	$+8^{\circ}$ » = -11°_{11} »	$+35^{\circ}$ » = $+1^{\circ}_{33}$ »	$+50^{\circ}$ « = $+8^{\circ}$ »
März	-0° » = -14°_{22} »	$+14^{\circ}$ » = -8° »	$+43^{\circ}$ » = $+4^{\circ}_{88}$ »	$+60^{\circ}$ » = $+12^{\circ}_{44}$ »
April	-27° » = -2°_{22} »	$+41^{\circ}$ » = $+4^{\circ}$ »	$+53^{\circ}$ » = $+9^{\circ}_{33}$ »	$+68^{\circ}$ » = $+16^{\circ}$ »
Mai	-41° » = $+4^{\circ}$ »	$+52^{\circ}$ » = $+8^{\circ}_{88}$ »	$+65^{\circ}$ » = $+14^{\circ}_{66}$ »	$+74^{\circ}$ » = $+18^{\circ}_{66}$ »
Juni	-57° » = $+11^{\circ}_{11}$ »	$+70^{\circ}$ » = $+16^{\circ}_{88}$ »	$+76^{\circ}$ » = $+19^{\circ}_{55}$ »	$+84^{\circ}$ » = $+23^{\circ}_{.1}$ »
Juli	$+62^{\circ}$ » = $+13^{\circ}_{33}$ »	$+74^{\circ}$ » = $+18^{\circ}_{66}$ »	$+79^{\circ}$ » = $+20^{\circ}_{88}$ »	$+87^{\circ}$ » = $+24^{\circ}_{44}$ »
Aug.	$+63^{\circ}$ » = $+13^{\circ}_{77}$ »	$+73^{\circ}$ » = $+18^{\circ}_{22}$ »	$+77^{\circ}$ » = $+20^{\circ}$ »	$+85^{\circ}$ » = $+23^{\circ}_{55}$ »
Sept.	$+41^{\circ}$ » = $+4^{\circ}$ »	$+52^{\circ}$ » = $+8^{\circ}_{88}$ »	$+73^{\circ}$ » = $+18^{\circ}_{22}$ »	$+80^{\circ}$ » = $+21^{\circ}_{33}$ »
Oct.	$+28^{\circ}$ » = -1°_{77} »	$+42^{\circ}$ » = $+4^{\circ}_{44}$ »	$+66^{\circ}$ » = $+15^{\circ}_{11}$ »	$+71^{\circ}$ » = $+17^{\circ}_{33}$ »
Nov.	$+9^{\circ}$ » = -10°_{22} »	$+17^{\circ}$ » = $+6^{\circ}_{66}$ »	$+52^{\circ}$ » = $+8^{\circ}_{88}$ »	$+61^{\circ}$ » = $+12^{\circ}_{88}$ »
Dec.	-6° » = -16°_{88} »	$+2^{\circ}$ » = $+13^{\circ}_{33}$ »	$+47^{\circ}$ » = $+2^{\circ}_{22}$ »	$+44^{\circ}$ » = $+5^{\circ}_{33}$ »

Es ist selten, dass der Thermometer im Schatten über $+90^{\circ}$ F. = $+25^{\circ}$ R. oder $+92^{\circ}$ F. = $+26^{\circ}_{66}$ R. steigt.

In gut gebauten Häusern, und wo die Jalousien geschlossen werden, ehe die Sonne auf die Fenster scheint, beträgt die gewöhnliche Temperatur während zweier Monate sehr häufig $+84^{\circ}$ F. = $+23^{\circ}_{11}$ R., oder $+86^{\circ}$ F. = $+24^{\circ}$ R. Ausserhalb des Hauses ist die Hitze natürlich weit grösser, aber mit weissem Sonnenschirm und Hut, der ein Schutztuch im Nacken hat, wie Fremde in Süd-China su tragen pflegen, ist es nicht schwer, sich in der Sonne zu bewegen, doch müssen Arbeit und Anstrenguug im Freien selbstverständlich auf Morgen und Abend beschränkt werden.

Im Sommer überwiegen Süd-West-Winde, doch hin und wieder erfrischen kühlende Nordwinde. Frühling ist im April und Mai, doch von sehr wechselndem Character. Herbst in der zweiten Hälfte des September und der ganze Monat October ist die schönste Zeit des Jahres. Selten ist ein Tag ohne Wind und einmal oder mehrmals in der Woche giebt es Stürme. Diese häufige Bewegung der Luft wirkt desinficirend, ohne sie würde die grosse Unreinlichkeit der Eingeborenen den Platz sehr ungesund machen. Der Boden ihrer Häuser ruht direct auf der Erde ohne Keller, und jede Art von Schmutz umgiebt dieselben; Drainage fehlt, oder ist höchst roh und unvollkommen. Jedes Jahr, Ende Winter und Anfang Frühlings, giebt es Scharlach und Masern, an welchen Krankheiten, wie auch an den Blattern, zahlreiche Chinesen sterben.

Die Bevölkerung dieser Provinz besteht hauptsächlich aus ächten Chinesen, Auswanderer aus China, doch giebt es auch viele Manschu-Dörfer. Die Manschu und Chinesen lassen sich aber für Fremde schwer von einander unterscheiden, nur etwa dadurch, dass die Weiber der Manschu grosse (nicht chinesisch verkrüppelte) Füsse haben. Die Chinesen gedeihen hier gut, sind gross, gut gebaut und wohl genährt, von weisser Hautfarbe, sind mässig, fleissig, heirathen jung und sind kinderlieb, ehrlicher als die südlichen Chinesen und freundlicher gegen Fremde, aber auch weniger unternehmend, unwissender und ärmer. Die Nahrung des Volkes ist äusserst einfach, billig und nahrhaft, neun Zehntel leben hauptsächlich von Hirse *), einfach in Wasser gekocht. Zuweilen wird irgend ein anderes Gemüse mit der Hirse zusammengekocht, seltener ein Stück Hammelfleisch oder Speck, die Reichen essen Reis.

Es werden wenig Fleischspeisen von denselben gegessen, Fische, wenn sie billig sind, wie im Sommer gewöhnlich. Die Reichen essen Reis, Geflügel, Hammelfleisch, Speck, Fisch und selten ein wenig Hirse. Rindfleisch wird selten verzehrt, aber Gemüse wie Kohl, gelbe Wurzeln, Rüben etc. lieben Arme und Reiche gleich sehr. Eine Familie mit sechs Köpfen kann für vier Dollar den Monat gut ihre Nahrung haben, daher giebt es wenig Bettler.

Man trinkt einen etwas gewöhnlichen, aus Hirse bereiteten Branntewein, doch mässig, Betrunkene sind selten. Männer, Weiber und Kinder rauchen ohne Schaden Taback. Leider beginnt das Opium sich auszubreiten.

Um zu erproben, wie die Hirsekost Europäern bekomme, machte Dr. Watson folgenden Versuch bei einem ihm anvertrauten Seemann, der wegen mehrerer Vergehen zu 49 Tagen einsamer Haft im Consular-Gefängniss verurtheilt wurde. Der Doctor verpflichtete sich dabei die Kost zu verändern, wenn der Sträfling an Gewicht verlieren oder durch die Kost leidend werden sollte. Der Seemann kam in's Gefängniss am 3. April und verliess es den 22. Mai, das Gefängniss war nicht geheizt, doch konnte der Mann so viel Zeug anziehen wie ihm beliebte, die niedrigste Temperatur betrug + 26 F. = — 2.66 R. Es erhielt nun derselbe nur Hirse und Wasser, blieb die ganze Zeit munter und wohl, ass mit Vergnügen täglich ungefähr 3 1/2 Pfund Hirse und während er 146 Pfund 8 Unzen wog, als er ins Gefängniss kam, hatte er beim Verlassen desselben 147 Pfund 14 Unzen.

---

*) Herrn Professor Reichenbach vom hiesigen botanischen Garten verdanken wir Folgendes: Die Cultur des Rispenhirses (Panicum miliaceum) L. findet wesentlich in Europa und Asien statt, zumal da, wo Weinrebe und Mais gedeihen. Gering ist die Cultur in Nord- und Mittel-Europa. Es giebt auch eine seltene schwarzkörnige Abart, welche vielleicht mit Unrecht im Rufe steht, ein kräftigeres Nahrungsmittel zu geben. In Amerika vertritt die Stelle das Panicum jumentosum P. (maximum Jaq.), welche aus dem tropischen Afrika stammt und als Guineagras bezeichnet wird. Das Herbariusm zu Kew enthält nach einer gefälligen Mittheilung des Herrn Dr. Olivier, Professors der Botanik an der Londoner Universität, Exemplare von folgenden aussereuropäischen Stationen: Ussuri (Ussurifluss), 46° N., 133° 31′ O., Songarei, 45° N., 83° O., Korea, 38° N., 128° O., westliches Tibet 31° N., 91′ O., (8 – 10000′), Punjaub, 32° 30′ N., 74° O., Afghanistan, 32° N., 66° O., Rumaon, Rohilkund, 28° N., 80° O., Moradabad, 28° 51′ N., 78° 50′ O., Sikkims, 27° 15 N., 88° 4 O.′ Scinde, 25° 40′ N., 69° O., Malayische Halbinsel, 3° 20′ N., 102° 30′ O, Ceylon, 7° 40′ N., 81° O., Aleppo, 36° 15′ N., 37° 12′ O., Zambesi, 18° S 36° O.

Herr Dr. Schweinfurth schreibt mir Folgendes: »Vorläufig ist es mir nur noch erinnerlich, dass dieses Korn nur in Unteregypten und auch dort nur selten angebaut wird. In Nubien, wie in ganz Centralafrika, so weit ich es kenne, fehlt es. Ich habe Panicum miliaceum immer für ein Gewächs indischen Ursprungs gehalten.«

Er wog nun aber am	3. April	also	146 Pfund	8 Unzen,
vom	4. „	bis 15. April	147 „	13 „
„	15. „	„ 21. „	148 „	8 „
„	21. „	„ 5. Mai	149 „	5 „
„	5. Mai	„ 9. „	148 „	8 „
„	9. „	„ 14. „	149 „	6 „
„	14. „	„ 19. „	148 „	8 „
„	19. „	„ 22. „	147 „	14 „

Vom Consul des deutschen Reichs, Herrn C. Lueder.

Shanghai, 31° 14′ 7″ N., 121° 28′ 7″ O. (China), den 2. Mai 1873.

Mit dem grossartigen Wachsthum Shanghai's ist zugleich eine Verbesserung seiner Gesundheits-Verhältnisse eingetreten, denn es ist den Behörden der beiden Niederlassungen innerhalb weniger Jahre gelungen, durch eine mustergültige Verwaltung, insbesondere Anlage eines vortrefflichen Strassen- und Canal-Netzes, den übelberüchtigten Gesundheitszustand Shanghai's auf völlig normale und zufriedenstellende Verhältnisse zurückzuführen.

Dysenterien und Fieber werden durch die feuchte Lage und grosse Sonnenhitze häufiger hervorgerufen, doch sind Epidemien seit Jahren nicht aufgetreten. Neun Aerzte und ein gut geleitetes, ausschliesslich zur Aufnahme von Fremden bestimmtes Hospital genügen den Anforderungen der Gesundheitspflege. Hierbei folgen die Medicinalberichte aus 10 geöffneten Chinesischen Häfen.

Auszüge aus den Medicinal-Berichten für das am 30. September 1872 endende Halbjahr,
abgestattet durch die beim Zoll der Vertrags-Häfen angestellten Aerzte.

Veröffentlicht auf Befehl des General-Zoll-Inspectors. Shanghai 1873. 4. Veröffentlichung.

Es sind diese Berichte durch den General-Zoll-Inspector Robert Hart ins Leben gerufen worden, indem er folgendes Circular, datirt Peking, 31. December 1870, an die Zoll-Commissionäre erliess.

Man hat mir vorgeschlagen, aus den Umständen in denen sich die Zoll-Etablissements befinden in soweit Nutzen zu ziehen, um Kunde über die Krankheiten zu erhalten, an denen Fremde und Eingeborne in China leiden, und ich bin demgemäss zum Entschluss gekommen, halbjährlich alles, was darüber zu erfahren gesammelt, zu veröffentlichen. Wenn dies der Hoffnung gemäss ausgeführt wird, kann das grosse Publikum und der ärztliche Stand in China wie zu Hause, grossen Nutzen ziehen.

Ich sehe darum der Mitwirkung des an Ihrem Hafen angestellten Medicinal-Beamten vertrauensvoll entgegen und verlasse mich darauf, dass er mich bei dieser Sache durch einen halbjährlichen Bericht unterstützen werde, in dem das Resultat seiner Beobachtungen über die lokalen Krankheits-Eigenthümlichkeiten und über selten oder nie in China dagewesenen Krankheiten enthalten sind. Die beigebrachten Thatsachen und Ansichten darüber werden mit oder ohne Nennung des dafür verantwortlichen Arztes ganz nach seinem Belieben geordnet, veröffentlicht werden.

Rathschläge der bei dem Zoll in den verschiedenen Häfen angestellten Medicinal-Beamten in Beziehung auf die Gegenstände, welche besonders beachtet werden müssen, werden von grossem Werthe bei der Bildung eines Schemas sein;

um den Mitgliedern des ärztlichen Standes, ob sie mit dem Zoll verbunden sind oder nicht, die sich an der Ausführung des vorgeschlagenen Planes betheiligen werden, viele Mühe zu sparen. Inzwischen möchte ich foldendes der Beachtung besonders empfehlen.

a) Der allgemeine Gesundheitszustand des Hafens während der Zeitperiode über die berichtet wird; die Mortalität unter den Fremden und so weit möglich, eine Klassification der Todesursachen.
b) Die herrschenden Krankheiten.
c) Allgemeiner Character des Krankseins; Besonderheiten und Complicationen; erforderliche specielle Behandlung.
d) Beziehung der Krankheit auf Jahreszeit, Veränderung lokaler Zustände, wie Trockenlegung des Bodens etc., und auf Veränderung in den klimatischen Bedingungen.
e) Besondere Krankheiten, besonders Lepra (Aussatz.)
f) Epidemien. { Vorhanden oder abwesend. Ursachen. Verlauf und Behandlung. Sterblichkeit.

Andere Punkte, allgemeiner oder specieller Art, werden sich natürlicherweise Medicinern darbieten, was ich aber angegeben habe, wird dazu dienen, das allgemeine Ziel des Unternehmens zu fixiren. Ich habe dem Dr. Alex. Jamieson von Shanghai den Auftrag ertheilt, die Berichte für die Publication in nützlicher passender Form zu redigiren. Wenn wir die Zahl der Plätze bedenken, an denen das Zoll-Inspectorat Bureaus errichtet hat, die Tausende von Meilen nach Nord, Süd, Ost und West, über die sich diese Bureaus erstrecken, die Verschiedenheiten des Klimas und die besonderen Verhältnisse, denen unter solchen Umständen Leben und Gesundheit unterworfen sind, so glaube ich, kann das Inspectorat von seinen Medicinal-Beamten unterstützt, dem öffentlichen Interesse in angegebener Weise gute Dienste leisten und wie ich schon einmal angeführt habe, ich verlasse mich vertrauensvoll auf die Hülfe und Unterstützung des Medicinal-Beamten jedes Hafens in der Förderung und Vervollkommnung des angegebenen Schemas. Ueberreichen Sie eine Copie dieses Circulars dem Doctor und ersuchen ihn in meinem Namen, Ihnen für mich halbjährliche derartige Berichte zu geben und zwar für das am 31. März und 30. September endende Halbjahr, d. i. für Winter und Sommer.

Bericht des Dr. Alexander Jamieson über den Gesundheitszustand von Shanghai, in dem am 30. September 1872 endenden Halbjahre.

Shanghai, 31° 14′ 7″ N., 121° 28′ 7″ O.

Der öffentliche Dienst, das allgemeine Hospital und die Praxis des Berichterstatters haben folgende Materialien geliefert.

Temperatur.

	Höchster Stand des Thermometers.		Niedrigster Stand des Thermometers.	
Im April 1867	+ 83° F.	= + 22.66° R.	+ 45° F.	= + 5.77° R.
„ „ 1868	„ 87°	„ „ „ 24.44° „	„ 41°	„ „ „ 4° R.
„ „ 1869	„ 69°	„ „ „ 16.44° „	„ 41°	„ „ „ 4° R.
„ „ 1870	„ 75°	„ „ „ 19.11° „	„ 43°	„ „ „ 4.88° R.
„ „ 1871	„ 87°	„ „ „ 24.44° „	„ 40°	„ „ „ 3.55° „
„ „ 1872	„ 81°	„ „ „ 21.77° „	„ 45°	„ „ „ 5.77° „

Im Mai	1867	+ 79° F.	= + 20.88° R.	+ 56° F.	= +10.66° R.
„ „	1868	„ 89° „	„ „ 25.33° „	„ 58° „	„ „ 11.55° „
„ „	1869	„ 83° „	„ „ 22.66° „	„ 53° „	„ „ 9.33° „
„ „	1870	„ 82° „	„ „ 22.22° „	„ 52° „	„ „ 8.88° „
„ „	1871	„ 93° „	„ „ 27.11° „	„ 59° „	„ „ 12.31° „
„ „	1872	„ 82° „	„ „ 22.22° „	„ 56° „	„ „ 10.66° „
Im Juni	1867	„ 95° „	„ „ 28° R.	„ 66° „	„ „ 15.11° „
„ „	1868	„ 89° „	„ „ 25.33° R.	„ 53° „	„ „ 9.33° „
„ „	1869	„ 83° „	„ „ 22.66° „	„ 64° „	„ „ 14.22° „
„ „	1870	„ 95° „	„ „ 28° R.	„ 67° „	„ „ 15.77° „
„ „	1871	„ 99° „	„ „ 29.77° R.	„ 62° „	„ „ 13.33° „
„ „	1872	„ 82° „	„ „ 22.22° „	„ 64° „	„ „ 14.22° „
Im Juli	1867	„ 98° „	„ „ 29.33° „	„ 71° „	„ „ 17.33° „
„ „	1868	„ 98° „	„ „ 29.33° „	„ 71° „	„ „ 16.88° „
„ „	1869	„ 98° „	„ „ 29.33° „	„ 69° „	„ „ 16.44° „
„ „	1870	„ 97° „	„ „ 28.88° „	„ 74° „	„ „ 18.66° „
„ „	1871	„ 95° „	„ „ 28° R.	„ 75° „	„ „ 19.11° „
„ „	1872	„ 98° „	„ „ 29.33 R.	„ 77° „	„ „ 20° R.
Im Aug.	1867	„ 97° „	„ „ 28.88° R.	„ 75° „	„ „ 19.11° R.
„ „	1868	„ 93° „	„ „ 27.11° „	„ 74° „	„ „ 18.66° „
„ „	1869	„ 95° „	„ „ 28° R.	„ 74° „	„ „ 18.66° „
„ „	1870	„ 92° „	„ „ 26.66° R.	„ 72° „	„ „ 17.77° „
„ „	1871	„ 96° „	„ „ 28.44° „	„ 73° „	„ „ 18.22° „
„ „	1872	„ 92° „	„ „ 26.66° „	„ 75° „	„ „ 19.11° „
Im Sept.	1867	„ 90° „	„ „ 25.77° „	„ 67° „	„ „ 15.55° „
„ „	1868	„ 84° „	„ „ 23.11° „	„ 66° „	„ „ 15.11° „
„ „	1869	„ 85° „	„ „ 23.55° „	„ 68° „	„ „ 16° R.
„ „	1870	„ 88° „	„ „ 24.88° „	„ 62° „	„ „ 13.33° R.
„ „	1871	„ 93° „	„ „ 27.11° „	„ 72° „	„ „ 17.77° „
„ „	1872	„ 88° „	„ „ 24.88° „	„ 67° „	„ „ 15.77° „

Luftdruck.

		Höchster Barometerstand.		Niedrigster Barometerstand.	
Im April	1867...	30.24	Zoll,	29.78	Zoll,
„ „	1868...	30.30	„	29.71	„
„ „	1869...	30.39	„	29.87	„
„ „	1870...	30.34	„	29.70	„
„ „	1871...	30.39	„	29.81	„
„ „	1872...	30.46	„	29.85	„
Im Mai	1867...	30.16	„	29.67	„
„ „	1868...	30.07	„	29.65	„
„ „	1869...	30.28	„	29.61	„
„ „	1870...	30.18	„	39.83	„
„ „	1871...	30.24	„	29.81	„
„ „	1872...	30.29	„	29.85	„
Im Juni	1867...	29.99	„	29.68	„
„ „	1868...	30.06	„	29.66	„
„ „	1869...	30.05	„	29.62	

Im Juni	1870...	30.12	Zoll	29.73	Zoll
„ „	1871...	30.16	„	29.84	„
„ „	1872...	30.18	„	29.87	„
Im Juli	1867...	29.97	„	29.64	„
„ „	1868...	29.96	„	29.34	„
„ „	1869...	30.00	„	29.65	„
„ „	1870...	30.00	„	29.75	„
„ „	1871...	30.13	„	29.80	„
„ „	1872...	30.08	„	29.69	„
Im Aug.	1867...	29.98	„	29.59	„
„ „	1868...	30.06	„	29.62	„
„ „	1869...	30.04	„	29.75	„
„ „	1870...	30.11	„	29.76	„
„ „	1871...	30.16	„	29.79	„
„ „	1872...	30.08	„	29.68	„
Im Sept.	1867...	30.24	„	29.82	„
„ „	1868...	30.23	„	29.90	„
„ „	1869...	30.24	„	29.46	„
„ „	1870...	30.20	„	29.87	„
„ „	1871...	30.28	„	30.02	„
„ „	1872...	30.28	„	30.00	„

Es regnete:

Im April	1867	52	Stunden	lang,
„ „	1868	89	„	„
„ „	1869	109	„	„
„ „	1870	83	„	„
„ „	1871	30	„	„
„ „	1872	37	„	„
Im Mai	1867	39	„	„
„ „	1868	74	„	„
„ „	1869 ...	41	„	„
„ „	1870	69	„	„
„ „	1871	36	„	„
„ „	1872	19	„	„
Im Juni	1867	113	„	„
„ „	1868	117	„	„
„ „	1869	130	„	„
„ „	1870	102	„	„
„ „	1871	30	„	„
„ „	1872	104	„	„
Im Juli	1867	88	„	„
„ „	1868	89	„	„
„ „	1869	100	„	„
„ „	1870	75	„	„
„ „	1871	8	„	„
„ „	1872	11	„	„

Im Aug. 1867 .... 52 Stunden lang,
" " 1868 .... 36 " "
" " 1869 .... 107 " "
" " 1870 .... 85 " "
" " 1871 .... 18 " "
" " 1872 .... 33 " "
Im Sept. 1867 .... 58 " "
" " 1868 .... 51 " "
" " 1869 .... 107 " "
" " 1870 .... 56 " "
" " 1871 .... 14 " "
" " 1872 .... 3 " "

Vorherrschende Winde waren:

Im April 1867..... S. O. u. N. O.
" " 1868..... Verschiedene.
" " 1869..... N. O. u. S. O.
" " 1870..... Verschiedene.
" " 1871..... S. O. u. N. O.
" " 1872..... S. S. O.
Im Mai 1867..... N. O.
" " 1868..... N. O., O. u. S. O.
" " 1869..... S. O.
" " 1870..... S. O. u. N. O.
" " 1871..... S. O.
" " 1872..... O. S. O.
Im Juni 1867..... N. N. O. u. S. S. O.
" " 1868..... S. O.
" " 1869..... S. O.
" " 1870..... S. W. u. S. O.
" " 1871..... S. O.
" " 1872..... N. N. O.
Im Juli 1867..... S. W.
" " 1868..... O. S. O.
" " 1869..... S. W.
" " 1870..... S. O. u. N. O.
" " 1871..... S. O. u. S. W.
" " 1872..... O. S. O. u. N. O.
Im Aug. 1867..... Südlicher.
" " 1868..... S. O.
" " 1869..... S. W. u. N. O.
" " 1870..... S. O.
" " 1871..... Südlicher.
" " 1872..... O. S. O.
Im Sept. 1867..... N. O.
" " 1868..... N. O.
" " 1869..... N. O.
" " 1870..... N. O.
" " 1871..... S. C. N. O.
" " 1872..... N. O.

Nur während der ersten 3 Wochen des Juli von 1872 war die Hitze angreifend, die Nächte unerträglich heiss, sowohl für Fremde wie Eingeborene. Jedermann litt mehr oder weniger durch Hitzausschläge (rother Hund, prickly heat). Dieser Ausschlag verschwindet gewöhnlich beim Auftreten einer hitzigen Krankheit. Die Ueberdachungen und Ueberdeckungen der chinesischen Strassen machen die Hitze freilich drückender, doch ist dem Ueberdachungssystem die geringe Anzahl von Sonnenstichen, die vorkommen, zu danken. Es unterliegt übrigens kaum einem Zweifel, dass der Genuss alkoholhaltiger Getränke Sonnenstich begünstigt. Bei Sonnenstich und Schlaganfall durch Sonneneinfluss (heat-apoplexy) bewirkt, ist die Körpertemperatur immer eine übermässige und kann plötzlich bis auf + 110 ° F. = + 34.66 ° R. steigen und in Fällen von plötzlich eintretendem Tode noch höher. Durch Einfluss der Sonnenhitze kommt in den Tropen und subtropischen Gegenden der sog. Hitzschlag (heat-stroke, Solar-Axphyxia, coup de chaleur etc.) vor, wo die Cirkulation in den Lungen stockt und Gehirnerscheinungen nur in zweiter Linie auftreten. Bei diesen Kranken ist hohe Hauttemperatur, die noch Stunden lang nach dem Tode, auch im Innern des Körpers anhält. (S. Hirsch, Handbuch der histor.-geogr. Pathologie).

Im Allgemeinen Hospital (General-Hospital) von Shanghai wurden vom 1. April bis 30. September 1872 176 Europäer aufgenommen, davon starben 32 = 18.18 per 100. In dem voraufgehenden Halbjahre betrug die Sterblichkeit 8.4 per 100. Dieser grosse Unterschied wird zum Theil durch die Fälle von tödtlichem Sonnenstich (5. Juli, 1. September) veranlasst, es starben an demselben 6 Personen = 18.75 per 100 der Gestorbenen. An Dysenterie starben 4, an Küstenfieber (remittent) starb 1. Also an diesen drei Krankheiten zusammen 11 Personen = 34.4 per 100 der Gestorbenen.

An Petechialtyphus (Fleckfieber) starben 3 Personen.

Von den Aufgenommenen litten an:

Dysenterie	15,	(7 im September),
Diarrhoe (hitzige, akute)	3,	
Leberentzündung	10,	
Wechselfieber (kaltem Fieber, intermittent)	6,	(April, Juli, August),
anderem Küstenfieber (remittent)	11,	(9 im August).
Zusammen	45	= 25.57 per 100 der

Aufgenommenen, mit einer Sterblichkeit von 11.1 per 100.

An Darmnervenfieber wurden 4 behandelt und zwar im Mai und Juni vor Beginn des heissen Wetters. Darmnervenfieber unterscheidet sich nicht von dem europäischen, Fleckfieber ist selten, aber wenn es auftritt, fast immer tödtlich.

Von venerischen Krankheiten gab es 25 Fälle (davon 7 Gonorrhoe [Tripper] und damit verwandte Leiden) = 14.2 per 100 aller Aufgenommenen, darunter sind wenige schlimmerer Form.

Es starben 7 Personen an Lungenschwindsucht (Tuberculosis), von auswärts eingeschleppte Fälle. Der Berichterstatter hat noch nie erfahren, dass bei einem in Shanghai wohnenden Fremden Tuberculosis entstanden sei.

Es wurden in Shanghai während dieser letzten 6 Monate überhaupt 63 Fremde begraben, davon 5 weiblichen Geschlechts. (Diese Zahl macht nicht ganz auf Genauigkeit Anspruch, nährt sich aber derselben sehr und da die englischen und französischen Municipalitäten beschlossen haben, dass künftig Niemand ohne die Todesursache angebendes certificat begraben werden soll, so ist in der Zukunft noch Genaueres zu erwarten.) Bei einer Fremdenbevölkerung von 2000 ergiebt obige Zahl eine Sterblichkeit von 31.5 per 1000 und wenn man die abzieht, welche im Hospital und an Bord der Schiffe starben, so bleiben noch 24 Gestorbene für die thatsächlich in Shanghai Ansässigen = einer Sterblichkeit von 12 per 1000.

Nach obiger Liste starben an:

Hitzschlag (dabei Sonnenstich)	10,
Dysenterie	4,
Leberentzündung	1,
Küstenfieber	1.
Zusammen...	16 = 25.4 % der Gestorbenen.

Zu erwähnen ist noch, dass eine Person an Scharbock (Scorbut) und eine an Delirium tremens starb.

Der Berichterstatter bemerkt, dass ein grosser Theil der unter Hitzschlag Rubricirten besser unter dem Titel Getränk-Vergiftung genannt werde, indem sie durch den Missbrauch von Getränken in diesen Zustand versetzt würden, die Alkohol enthalten sollten, aber so gut wie nicht enthielten, denn die Getränke in den Grogläden der gemeinen Quartiere der drei Ansiedelungen seien Gemische von Schwefelsäure, Kerosinöl und anderm Zeug. Wenn die Mässigkeitsgesellschaft von Shanghai die Vergifter von Getränken aufspüre und in der Folge selbst für den Verkauf gesunden Biers und reiner Spirituosen sorge, da die grosse Mehrzahl der Leute Anregungsmittel verlangt, so würde sie mehr als bis jetzt nützen, wo ihre Redner, wie Berichterstatter sagt, vielen Unsinn vorgebracht hätten und nur die Heuchelei begünstigt worden sei.

Um Kinder gesund zu erhalten, muss während des Sommers vorzügliche Sorgfalt geübt werden, besonders sie der Hitze möglichst wenig aussetzen und Vorsicht in der Nahrung beobachten. Bei dieser Gelegenheit erzählt Berichterstatter, dass die Chinesen den Kindern, welche sie an der Brust haben, Reis und andere Vegetabilien zu essen geben, doch kauen ihnen die Mütter dieselben erst vor, so dass die Verdauungskräfte der Kinder, die gut gedeihen, weit weniger in Anspruch genommen werden. Ebensowie, wenn man lang lebende Seeleute haben will, dieselben nicht in zu jugendlichem Alter in die heissen Klimate geschickt werden dürfen, gilt das auch für andere noch im Wachsthum begriffene Persönlichkeiten. Langer Aufenthalt in Shanghai verringert aber auch sonst die Widerstandsfähigkeit der vollständig Erwachsenen, es können dieselben freilich, bei gehöriger Vorsicht, lange gesund bleiben, werden sie aber einmal ernstlich krank, so ist es beinahe unmöglich, dass sie hier sich wieder vollständig erholen und sie müssen z. B. nach den schwereren Fieberformen durchaus einen Abstecher nach den Häfen Japans oder anderen Plätzen machen. Wegräumen der Vorküste, Ausfüllung des niedrig liegenden Landes hinter den Ansiedelungen wird immer mehr, wie es schon im Vergleich mit vor 10 Jahren gethan hat, die Gesundheits-Verhältnisse bessern, doch wird die Höhe der Temperatur schon allein nicht aufhören ein ungünstiges Element zu bilden und wird Shanghai für Kinder und junge Leute nie ein wünschenswerther Aufenthaltsort werden.

Dr. F. Wongs Bericht über die Gesundheit von Canton, in dem am 30. September 1872 endenden Halbjahre.

Canton, 23° 6′ 9″ N., 113° 15′ O. (China).

Wir haben im Ganzen einen heissen Sommer gehabt, die Hitze war im Juli und August besonders drückend und stand der Thermometer im Schatten oft auf + 94° F. = + 27.55° R.; ausgenommen den Anfang der Jahreszeit fiel Regen sehr sparsam und betrug im Ganzen viel weniger, als in früheren Jahren. Das kühle Wetter begann sehr früh, anfangs September, und es blieb fast den ganzen Monat hindurch kalt.

Die Gesundheit der Erwachsenen unter den Fremden war wie gewöhnlich sehr gut, nicht ganz so die der Kinder. Wenn nur auf Mässigkeit in der Lebensweise geachtet, die Sonnenhitze vermieden wird, die Häuser dem warmen Klima entsprechend sind und gesunde Plätze am Flusse für den Aufenthalt gewählt werden, so erfreuen sich Fremde dass ganze Jahr hindurch einer guten Gesundheit. Es wurden 204 Krankheitsfälle behandelt, davon starben 8 (4 Erwachsene, 4 Kinder) = 3.9 per 100.

Unter den Erkrankten litten 42 am Wechselfieber (intermittent fever), 2 an nachlassendem Fieber (remittent), 34 an Diarrhoe, 3 an Dysenterie, 1 an Leberentzündung, 2 an Blutandrang zur Leber, 5 an sonstigen Leberstörungen, zusammen 89 = 42,.6 per 100 aller Erkrankten.

Ausserdem ist noch zu erwähnen 1 Fall von Blattern, 2 von Sonnenstich.

Von den Erwachsenen starben 2 in Eolge ihrer Unmässigkeit in Beziehung auf geistige Getränke, darunter 1 Seemann, 1 durch Sonnenstich, war auch Säufer. Der Vierte, ein amerikanischer Geistlicher, wurde erschossen.

Bei der Dysenterie half Ipecacuanha in 2 Fällen nicht, wovon 1 durch kleine Gaben Quecksilber und dann Ricinusöl geheilt wurde.

Die allgemeine Gesundheit der Chinesen war nicht schlecht, obgleich nicht so gut wie in den beiden voraufgehenden Jahren. Eigentliche Epidemien kamen nicht unter ihnen vor. Blattern zeigten sich vereinzelt. Es scheinen aber bösartigere Fieber doch mehr als sonst vorhanden gewesen zu sein und man hörte von viel Krankheit und Tod im Juli und August.

Anmerkung. Es folgt dann eine ähnliche Beschreibung des Fiebers Chut-pan wie im deutschen Consularberichte.

Die chinesischen Aerzte behandeln Fieber im Ganzen gut, nur lassen sie ihre Patienten wenig essen, was der englische Arzt tadelt, da die Krankheit dadurch verlängert, erschwert werde und die Reconvalescenz grössere Zeit in Anspruch nehme.

Die Chinesen haben Mittel, welche öfters das Chinin ersetzen und wenn auch das Chinin mehr werth ist, als diese Mittel, so lässt sich doch die Superiorität der europäischen Behandlungsweise nicht so leicht darthun. Bei kaltem Fieber (Wechselfieber intermittent), wenden die Chinesen übrigens das Chinin auch schon an und häufiger von Jahr zu Jahr. In remittirenden Fiebern (Küstenfieber, Sumpffieber, ab- und zunehmendes Fieber), welches mit Paroxysmen (Anfällen) verläuft, scheinen sie ohne Chinin 80 oder mehr Procent ihrer Kranken zu kuriren, freilich leistet Chinin mehr. Da auch in continuirlichen Fiebern und solchen, die von typhösem oder bösartigem Character sind, weder Chinin, noch andere europäische Medicamente eine specifische, klar hervortretende, heilsame Einwirkung haben, so bleibt das in Beziehung auf Superiorität Gesagte auch hier bestehen.

Bericht des Dr. David Mansons über den Gesundheitszustand von Takow und Taiwan-foo für das am 30. September 1872 endende Halbjahr.

Takow, 22° 59′ N., 120° 10′ O., und Taiwan-foo, 23° N., 120° 5′ O. (Formosa.)

Die letzten 6 Monate waren wegen des geringen Regenfalls und der Abwesenheit starker Winde bemerkenswerth. Vor dem 10. Mai war 9 Monate lang kaum etwas Regen gefallen und 3 Tage nachher regnete es heftig und continuirlich, um bis Ende September so gut wieder wie garnicht zu regnen. Zusammen mit dem starken Regen im Mai brachen heftige kalte (intermittent) und Sumpffieber (remittent) unter den Chinesen aus und nahmen sie stark mit, die bei den hohen Preisen und dem geringen Vorrath von Reis in Folge der langen Dürre schon halb verhungert waren.

Unter der angesessenen europäischen Bevölkerung kamen 3 Fälle von kaltem Fieber, 1 Fall milder Dysenterie und 2 Fälle von Keuchhusten vor. Unter der Schiffsbevölkerung waren 2 Erkrankungen von kaltem Fieber und 5 von Diarrhoe Ende Mai und im Hafen zugezogen. Von den Europäern starb keiner.

Nach Angabe der Chinesen war die Sterblichkeit durch Sumpffieber (intermittent und remittent) in den Landdistricten sehr gross.

Die heftigeren Formen von Sumpffieber (remittent) im chinesischen Hospital von Takow waren charakteristisch durch Zeichen grosser Kraftlosigkeit, geringem oder gar keinem Nachlass im Fieber und durch Neigung zu Dysenterie während der Reconvalescenz. In zweien solcher Fälle, die tödtlich endeten, war Blutung aus Magen und Darm vorhanden. Chinin, alcoholische Reizmittel und beef-tea wurden in heftigen Fällen reichlich angewendet. Bei Dysenterie war Ipecacuanha besonders wohlthätig.

Es wurden 1665 erkrankte Chinesen behandelt, davon litten an Sumpffieber (340 an kaltem und 118 an remittent Fieber) 458 = 27.5 per 100 aller Behandelten.

Es kamen Fälle von Sumpffieber vor im:

April	13,
Mai	49,
Juni	116,
Juli	118,
August	67,
September	85.

In Beziehung auf die am kalten Fieber Erkrankten ist noch zu bemerken, dass
197 tägliche Anfälle hatten,
94 einen Tag um den andern,
49 immer den 4. Tag.

An vergrösserter Milz litten (Folge der Sumpffieber) 148 = 8.9 per 100 aller Erkrankten. Von Dysenterie und Diarrhoe kamen 40 Fälle vor (15 Dysenterie, 25 Diarrhoe) = 2.4 per 100 aller Erkrankten. An Geschlechtskrankheiten litten (darunter Syphilis 60 [primär, secundär, tertiär], die übrigen Gonorrhoe und Folgezustände) 92 = 5.5 per 100 aller Behandelten. An Aussatz (Lepra) litten 14 Personen = 0.8 per 100 aller Behandelten. An Krankheit der Athmungsorgane, darunter 38 Lungenschwindsüchtige, litten 79 = 4.7 per 100 aller Behandelten etc.

Was die Temperatur im Schatten anbetrifft, so war im:

April	d. höchste	+ 84° F. = + 23.11° R.,	d. niedrigste	+ 72° F. = + 17.77° R.,
Mai	„ „	+ 85° F. = + 23.55° R.,	„ „	+ 76° F. = + 19.55° R.,
Juni	„ „	+ 89° F. = + 25.33° R.,	„ „	+ 80° F. = + 21.33° R.,
Juli	„ „	+ 90° F. = + 25.77° R.,	„ „	+ 80° F. = + 21.33° R.,
August	„ „	+ 89° F. = + 25.33° R.,	„ „	+ 79° F. = + 20.88° R.,
September	„ „	+ 89° F. = + 25.33° R.,	„ „	+ 78° F. = + 20.44° R.

Bericht des Dr. Aug. Müller und P. Manson über den Gesundheitszustand von Amoy für das am 30. September 1872 endende Halbjahr.

Amoy, 24° 10′ N., 118° 10′ O. (China.)

Im vergangenen Sommer hat eine heftige Epidemie von Dengue-Fieber (Polkafieber) geherrscht. Im Uebrigen war der Gesundheitszustand in den verflossenen 6 Monaten sowohl für die hier ansässigen Europäer, als für die Schiffsbevölkerung ein sehr guter. Die Temperatur stieg nicht über die durchschnittliche Sommerwärme; der Regenfall war vielleicht ein wenig unter dem Durchschnitt, besonders im April, welcher gewöhnlich bei uns ein regnigter Monat ist.

	höchste Temperatur:	niedrigste:	mittlere:
April..	+ 79° F. = + 20.88° R.,	+ 62° F. = + 12.33° R.,	+ 69.8° F. = + 16.80° R.
Mai ...	+ 82° F. = + 22.22° R.,	+ 65° F. = + 14.66° R.,	+ 74.0° F. = + 18.66° R.
Juni ..	+ 89° F. = + 25.33° R.,	+ 72° F. = + 17.77° R.,	+ 78.9° F. = + 20.84° R.
Juli...	+ 89° F. = + 25.33° R.,	+ 80° F. = + 21.33° R.,	+ 84.7° F. = + 23.42° R.
August	+ 92° F. = + 26.66° R.,	+ 73° F. = + 18.22° R.,	+ 82.0° F. = + 22.22° R.
Septbr.	+ 90° F. = + 25.77° R.,	+ 73° F. = + 18.22° R.,	+ 79.4° F. = + 21.06° R.

Es fiel Regen im:

April	an	2 Tagen,
Mai..............	„	13 „
Juni	„	17 „
Juli	„	3 „
August	„	9 „
September	„	5 „

Vom 1. April bis 30. September liefen 141 Segelschiffe in diesen Hafen ein mit einer Besatzung von 1053 Europäern, 437 Malaien und 205 Chinesen, zusammen 1695. Dieselben wurden 1808 Tage beobachtet, also kommen durchschnittlich 13 Tage für den hiesigen Aufenthalt von jedem Schiff.

Es wurden 329 Krankheitsfälle behandelt = 19.4 per 100 der Besatzung, 95 der Erkrankten litten an Dengue = 28.9 per 100 der Erkrankten, 100 von der Mannschaft waren krank bei der Ankunft, die Uebrigen erkrankten im Hafen.

Ausserdem litten noch an:

Kaltem Fieber	44 = 13.6	per 100 der Erkrankten,
Küstenfieber (remittent fever)	1 = 0.3	„ „ „ „
Darmnervenfieber (mitgebracht) ...	1 = 0.3	„ „ „ „
Krankheiten der Verdauungsorgane	52 = 15.8	„ „ „ „
darunter Diarrhoe...............	27 = 8.2	„ „ „ „
chronische Dysenterie (mitgebracht)	4 = 1.2	„ „ „ „
Leberleiden	4 = 1.2	„ „ „ „
An primärer Syphilis...........	6 = 1.8	„ „ „ „
„ sekundärer „	28 = 8.5	„ „ „ „
„ Gonorrhoe- „	26 = 7.9	„ „ „ „
An Nachtblindheit (Hemeralopie)..	2 = 0.6	„ „ „ „

Es kamen nur 2 Todesfälle vor = 0.6 per 100 der Erkrankten; davon einer an Darmentzündung mit Durchbruch eines Geschwürs und der andere durch einen Fall.

Während der heissen Witterung sind gastrische Störungen mit leichter Empfindlichkeit in der Gegend des rechten Leberlappens sehr gewöhnlich.

Darmnervenfieber entsteht nie in Amoy selbst, sondern wird entweder vom Norden Chinas oder von Japan importirt oder kommt vom Süden.

Der Fall, welcher oben aufgezählt ist, war ein Seemann, der von Chefoo kam, im Verlauf der Krankheit Darmblutung hatte und eine Temperatur, die fast 41.5 Cels. erreichte.

Diesen Sommer wurde an einem Chinesen aus der Umgegend Amoys vom Berichterstatter der Steinschnitt ausgeführt; bis dahin hiess es von Amoy, dass Steinkrankheit nicht vorkomme.

In Beziehung auf das Dengue-Fieber sei noch Folgendes erwähnt. Dasselbe beginnt im ersten Stadium als stärkeres oder schwächeres Fieber, welches 1 – 3 Tage anhält und von heftigen Muskeln- und Gelenkschmerzen, wie auch deutlicher Blutüberfüllung und Anschwellung begleitet wird. Dieses Stadium endet durch Schweiss, stärkere Absonderung von Urin, Diarrhoe, Nasenbluten; bei Europäern gewöhnlich Schweiss, bei Chinesen Diarrhoe oder Nasenbluten. Dann beginnt das zweite Stadium und dauert bis zum Ende des vierten, fünften oder sechsten Tages; in dieser Zeit befindet sich der Kranke vergleichsweise behaglich, obgleich hin und wieder an Schwäche, Muskelschmerzen, Appetitlosigkeit leidend. Das dritte Stadium fängt gewöhnlich am sechsten Tage mit schwacher Rückkehr des Fiebers, Verstärkung der Schmerzen und einem eigenthümlichen röthlich und röthlich-braunen Ausschlage meist in den Handflächen zuerst an, erstreckt sich auf Rücken, Brust, Oberarm, Oberschenkel, Unterschenkel und Füsse in kleineren und grösseren, oft wie im Scharlach zusammenfliessenden erhabenen Flecken. Der Ausschlag verschwindet wieder, wie er gekommen ist, zuerst an den Händen, zuletzt an Beinen und Füssen; aber die Haut sieht noch einige Tage scheckig aus und hat leichte Neigung zur Abschuppung. Ein oder zwei Tage, nachdem der Ausschlag herausgekommen, verringern sich die Schmerzen. Das vierte Stadium ist das der Wiederherstellung, dauert verschieden lang, von einem Tage zu zwei bis mehreren Wochen, während welcher Zeit der Kranke leichte, bald vorübergehende Fieberanfälle und auch heftige Schmerzen haben kann. Diese Schmerzen kommen besonders häufig in den Fusssohlen, äussern Oberfläche des Fusses und in den Fusswurzelgelenken vor. Milde eröffnende Mittel im Anfang des Fiebers, während seiner Dauer häufig wiederholte kleine Dosen von Salpeteräther und essigsaurem Ammoniak, nach Nachlass des Fiebers kleine Dosen Chinin und in der Reconvalescenz zuweilen verbunden mit etwas Eisen, bildeten die Behandlungsweise des Berichterstatters.

Von der ansässigen europäischen Bevölkerung, die ungefähr 160 zählt, erkrankten 58 = 36.25 per 100; von den Chinesen erkrankten wenigstens 95 per 100. Niemand starb an der Krankheit selbst, obgleich es wahrscheinlich ist, dass das Leben vieler Schwachen, Kinder und alter Leute, durch dieselbe abgekürzt worden ist.

Die Krankheit begann Anfangs August im chinesischen Stadttheil und ist als ganz neu hier zu betrachten, da wenigstens Niemand dieser Generation so etwas Aehnliches gesehn hatte; nachdem die Chinesen sie erst mit den Masern verwechselt hatten, nannten sie dieselbe nachher bald „Sin khi“ (die neue Krankheit), „Si khi“ (Epidemie der Jahreszeit) und auch „Hong khi“ (die rheumatische Krankheit). Bis zum 19. August hatte sich die Krankheit so ausgebreitet, dass das Geschäft sehr danieder lag; denn Coolies, Bootsleute und eingeborene Kaufleute, waren beinahe alle krank. Die meisten der erkrankten Europäer wohnten auf der Stadtseite des Hafens und waren beständig in Berührung mit den Eingeborenen. Einige Wochen hindurch blieb die Krankheit auf Amoy und seine Vorstädte beschränkt, aber jetzt ist sie in selber Weise in allen benachbarten Städten. Es scheint festzustehen, dass die Epidemie von den Plätzen an der Strasse von Malacca importirt wurde, wo sie, wie in Indien, viele Monate geherrscht hat. Die Reise von Singapore nach Amoy währt mit dem Südwest-Monsoon nur 10—14 Tage. Bis jetzt scheinen Foochow, Swatow, Hongkong und Formosa frei geblieben zu sein.

Bericht des Dr. George Shearer über den Gesundheitszustand von Kiukiang im Jahre 1872.

Kiukiang, 28° 50′ N., 116° 10′ O. (China).

Die folgenden thermometrischen Beobachtungen sind im Hause, in einem Zimmer ohne Feuerplatz, von nördlicher Lage, 8 Uhr Morgens angestellt. Sie sollen zusammen mit den wichtigeren meterologischen Ereignissen nur ein gutes, allgemeines Bild geben. Die mittlere Temperatur für 24 Stunden ist annähernd um 8 Uhr Morgens erhalten.

1871.

Januar + 35° F. = + 1.33 R. Diese Temperatur ist im Text mit einem ? versehen, scheint also nicht ganz sicher zu sein.

Februar + 35° F. = + 1°33 R. Starker Schneefall und harter Frost gegen Mitte des Monats.

März + 45° F. = + 5°77 R. Regen 20 Tage lang, 1 Gewittersturm, am 20. stieg der Fluss um 16 Fuss.

April + 59° F. = + 12°31 R. Regen durch 11 Tage, 1 gewöhnlicher, 3 Gewitterstürme, Thermometer stand mehrere Tage auf + 74° F. = + 18°66 R.

Mai + 70° F. = + 16°88 R.

Juni + 81 1/2 F. = + 22° R. Schwere Regen durch 4, Sturm oder Wind aus Nordost an 9, erdrückende Hitze ebenfalls an 9 Tagen.

1872.

Januar + 39 1/3° F. = + 3°22 R. Mitte und Ende des Monats Schneefall, am 22., 24. Eis in den Schlafzimmern, Windstürme am 20. und 21.

Februar + 40° F. = + 3°55 R. Thau und schwere Regen, wenig Frost oder Schnee im Monat.

März + 55 1/2° F. = + 10°44 R. Am 3. und 4. Schnee, auf den Hügeln wieder am 29. Schwere Regen mit drückender Witterung, vom 10. an Temperatur durchschnittlich + 60° F. = + 12.44° R. Schon am 15. blühen Pfirsich, Kirsche und Magnolie etc., am 21. heftiger Gewittersturm aus blauem Himmel und am 25., 26. Orkan vom Süden her mit sengender Hitze, nachher Nordostwind.

April + 65 2/3° F. = 14°97 R. Es regnete an 17 Tagen, Gewitter an 4 Tagen.

Mai + 73 1/2 F. = + 18°47 R. Regen an 10, Gewitter an 2 Tagen.

Juni + 78° F. = + 20°44 R. Höchste Temperatur im Hause + 86° F. = + 24° R. Von Mitte des Monats an 15 Tage lang Regen.

1871.

Juli + 87° F. = + 24°.44 R. 2 Orkane, 4 windige und 4 Gewittertage, an einigen Tagen Temperatur + 94° F. = 27°.50 R. und + 97° F. = 28°.88 R.

August + 86° F. = + 24° R. starke Winde an 3, heftige Regen an 5 Tagen,

September + 80° F. = + 21.33° R. An 2 Tagen Regen, an 8 Tagen guter Nordostwind.

October + 68° F. = + 16° R. 3 Regentage, an 9 Tagen guter Nordostwind.

November + 55° F. = + 10.22° R. 2 Regentage, an 2 Tagen guter Nordostwind, am 14. ein Sturm aus Nordwest mit starkem Schneefall, dieser Sturm trat genau 24 Stunden später in Shanghai ein.

December + 44° F. = + 5.33° R. Am 1. Schneefall, während zweier Tage starker Nordostwind, scharfer Frost, während dreier Tage + 38° F. = + 2.66° R.

1872.

Juli + 88° F. = + 24°.88 R. Einige schreckliche Gewitterstürme und wüthende Orkane, Temperatur des Nachts wenig von der am Tage verschieden.

August + 88° F. = + 24°.88 R. Temperatur häufig Nachm. im Schatten + 94° F. = + 27°.55 R., u. + 96° F. = + 28°.44 R., Regen an 3, starke Winde ebenfalls an 3 Tagen.

September + 79° F. = + 20.88° F. Frischer Nordostwind während 10 Tage.

October + 69° F. = 16.44° R. Nordostwinde bis zum 15., dann Nordwest bis zum 27. und dann wieder Nordost, plötzliche Temperatursprünge von 10 oder 12° F.

November + 56° F. = + 10.66 R. Starker Nordost 10 Tage lang, Reif auf den Bergen, durch 2 Tage kein Regen, frostig am Morgen und Abend, selbst heftige Kälte, Mittagshitze der eines Sommers in England gleich.

December + 44° F. = + 5.33° R. Mildes Wetter, während der ersten Hälfte des Monats, Temperatur über + 50° F. = + 8° R.

Die höhere Temperatur des Jahres 1872 im Vergleich mit der von 1871, besonders in dem langen und angreifenden Sommer, war darum doch nicht ungesund für die hier ansässigen Fremden. Die Chinesen litten im Herbst stark an Diarrhoe, Dysenterie, choleraähnlicher Diarrhoe und kaltem Fieber, aber nicht mehr als das sonst bei ihnen gewöhnlich ist, auch herrschte eine Epidemie von bösartigem Sumpffieber in den Districten Liu-kiang und Suy-chow, im Süden des Poyang-Sees, wodurch die Bevölkerung decimirt worden sein soll. In der Stadt Liu-kiang konnten zu einer Zeit nicht genug Särge beschafft werden, um die Todten zu begraben.

Ausserdem sei noch erwähnt, dass einige Male sogenannte Cochin-China Geschwüre der Beine und Füsse in Behandlung kamen, Geschwüre, wie sie unter den Tropen häufig sind, besonders auch an der Westküste Afrika's, in Westindien, Guayana, auf dem australischen Polynes, an den Küsten des rothen Meeres, besonders Arabiens, in vielen Gegenden Indiens und besonders auch in Hinterindien, in Cochinchina, wo die Franzosen viel dadurch gelitten haben sollen. Es zeichnen sich alle diese Geschwüre durch ihre grosse Hartnäckigkeit aus, der Berichterstatter behandelte dieselben hauptsächlich viel mit Carbolsäurelösungen.

Bericht des Dr. A. G. Reid über den Gesundheitszustand von Hankow, in dem am 30. September 1872 endenden Halbjahre.

Hankow, 30° 32′ 51″ N., 114° 19′ 55″ O. (China).

In diesem Bericht wird nur über die während des Jahres 1871 im Londoner Missionshospital behandelten Krankheiten der Eingebornen berichtet, die aus Hankow und Umgegend stammten. Es wurden 5336 Kranke behandelt.

Davon litten an kaltem Fieber (Wechselfieber, intermittent) 118,
" " " Fieber mit Ab- und Zunahme (remittent) 23,
" " " Vergrösserte Milz 28,
" " " Dysenterie 67,
" " " Eiteransammlung in der Leber 1,
" " " Vergrösserung der Leber 11,
" " " Diarrhoe .... 80.

Zusammen 328 = 6.15 per 100 aller Kranken.

Das umliegende Land lieferte einen grossen Theil der Fieberfälle.

Es wurden an syphilitischen Krankheiten behandelt 264.
(Darunter 31 Fälle von ererbter Syphilis bei Kindern unter 2 Jahren.)
An andern, von Frauenzimmern herrührenden Krankheiten (darunter 49 Tripper) wurden behandelt . 106.

Zusammen 370 = 6.9 per 100 aller Erkrankten.

Der grösste Theil der Syphilitischen ist verheirathet, viele der Kranken hatten Affectionen der Knochen.

Durch Opiumrauchen Kranke wurden 40
und wegen Opiumvergiftung........ 1 behandelt.

Zusammen 41 = 0,77 per 100 all. Erkrankt.

5 Kranke waren von Menschen, 3 Kranke von Hunden, 1 Kranker war von einer Schlange gebissen worden.

An Lungenschwindsucht litten 118 = 2.2 per 100 aller Erkrankten.

Ausserdem litten noch an Affectionen der Athmungsorgane 399 = 7.5 per 100 aller Erkrankten.

An Aussatz (Lepra), wurden 80 Personen = 1.5 per 100 aller Kranken behandelt und davon an der besonders mit Lähmungen einhergehenden Form (Haut und Muskeln) 8, bei 5 derselben war die Krankheit schon in der Familie vorgekommen.

Dr. Scott's Bericht über den Gesundheitszustand von Swatow in dem am 30. September 1872 endenden Halbjahre.

Swatow, 23° 20′ 43″ N., 116° 39′ 3″ O. (China).

Bei Fremden wurden 533 Krankheiten behandelt; davon starben 2 = 0.38 per 100 der Erkrankten, ein malaiischer Seemann, der plötzlich starb und ein Lungenschwindsüchtiger, der sterbend von Shanghai anlangte.

Davon waren:

Wechselfieber (intermittent fever). April 14, Mai 10, Juni 14. Juli 12, August 23, September, 16. 89,
Dysenterie. April 1, Juni 1, Juli 2, August 2, September 4 10,
Leberentzündung 3,
Blutandrang zur Leber 14,
Diarrhoe. April 22, Mai 10, Juni 10, Juli 9, August 17, September 2 .... 70.

Zusammen 186 = 34.9 pr. 100 all. Krankh.

Die Diarrhoe heilte leicht, wenn nicht Leberleiden damit verbunden war, alsdann wurden in der Lebergegend Blutegel gesetzt oder geschröpft und gelinde Gaben Quecksilber, als sogenannte blue pills, oder mit Wismuth zusammen gegeben aber keine adstringirende Mittel.

Bei Dysenterie wird gewöhnlich ein aus folgenden Mitteln zusammengesetztes Pulver alle 4 Stunden gegeben:

Chinin .... 30 Centigramme.
Gerbsäure .... 30 „
Dowers Pulver ...... 30 „

Ist Leberkrankheit dabei vorhanden, so werden dem Pulver noch 15 Centigramme Calomel hinzugefügt.

An syphilitischen Krankheiten kamen .. 93 vor.
Ausserdem noch Gonorrhoe (Tripper) und verwandte Krankheiten 52

Zusammen 145 = 27.2 per 100 all. Krankh.

Syphilitische Krankheiten sind die heftigsten und wichtigsten von den hier vorkommenden. Alle und die schlimmsten Formen kommen zur Beobachtung.

1 Fall von Sonnenstich und 1 von Darmnervenfieber kam ebenfalls in Behandlung. Furunkel (Schweinsbeulen) wurden 14 behandelt, doch kommen viel mehr vor und plagen sehr, dieses waren nur besonders stark Ergriffene, die fast daran starben.

Aus dem Berichte des Dr. J. R. Somerville über die Gesundheit von Foochow (Pagoda Anchorage),

für das am 30. September 1872 endende Halbjahr.

Foochow (Pagoda Anchorage), 26° 2′ 24″ N., 119° 25° O. (China).

Wegen Mangel gehöriger Instrumente konnten keine Temperaturmessungen und Beobachtungen über den Luftdruck angestellt werden.

Es wurden 496 Nichteingeborene behandelt. Davon starben 4 = 0.8 per 100, 2 der Gestorbenen litten an allgemeiner Schwäche (Alterschwäche), 1 an sogenanntem gemischten Fieber, wo nach Annahme des Berichterstatters die Erscheinungen des kalten Fiebers und Nervenfiebers mit einander verbunden waren, und 1 starb durch Brandverletzung (Petroleum). Unter den Kranken litten 26 an kaltem Fieber (intermittent fever), wovon aber 24 importirt waren, 2 an gewöhnlichem Küstenfieber (remittent fever), 18 an Dysenterie, die bis auf einen leicht durch Ipecacuanha geheilt wurden, 121 an Diarrhoe (gewöhnlicher Sommer-Durchfall), 1 an Leberentzündung. Zusammen 168 = 34.2 per 100 aller Erkrankten, wovon Niemand starb.

Grosse Gaben von Chinin heilten rasch das kalte Fieber. Von Syphilis kamen 16 Fälle vor (9 primär, 7 secundär), alle importirt, ausserdem noch 51 Fälle von Gonorrhoe (Tripper). Zusammen 67 = 13.6 per 100 aller Erkrankten.

Unter obigen 491 sind nicht mitgerechnet zahlreiche Krankheitsfälle von Hautausschlägen, wie sie unter jenen Breitegraden gewöhnlich durch Hitze veranlasst, vorzukommen pflegen.

Dr. John Dudgeon über Peking.

Peking, 39° 54′ 12″ N., 116° 27′ O. (China).

Die Bevölkerung hat in diesem Jahrhundert sehr abgenommen, Fremde taxiren sie zwischen 500,000 und 1,500,000; doch hat weder früher noch jetzt die Dichtigkeit der Bevölkerung einen so schädlichen Einfluss wie in den europäischen Städten ausgeübt, da beinahe alle Häuser nur einen Stock hoch sind, grosse Höfe besitzen und eine leidliche Ventilation. Ausserdem führen die Gewohnheiten des Volkes dasselbe oft in die freie Luft und im Sommer lebt es beinahe ganz ausserhalb der Häuser, auch giebt es viele freie Plätze und viele Strassen sind 120 Fuss breit.

In der Tartarenstadt selbst darf Niemand begraben werden, in der südlichen Stadt, die in ihrem östlichen und westlichen Ende dünn bevölkert ist und viel unbesetztes Land hat, wird dasselbe für das Begräbniss der Armen benutzt. Abgesehen davon gehen alle Begräbnisse ausserhalb der Stadt auf Privat-Grund vor sich. Nur für Eunuchen und Mitglieder fremder Nationalitäten giebt es öffentliche Begräbnissplätze. Die Gräber sind tief und enthalten immer nur eine Leiche, von Kiefern, Cypressen, Weiden oder weissrindigen Fichten meist umgeben. Die mittleren Classen und Bauern begraben gewöhnlich ihre Todten auf den Feldern, wo sie die Fruchtbarkeit des Bodens vermehren. In Tientsin und in andern Plätzen werden die Leichen vielfach in ihren Särgen auf die Oberfläche des der Familie gehörenden Landes hingesetzt. Es hat das weniger schädliche Folgen als sonst zu erwarten, wegen der dauerhaften massiven Arbeit und weil die Fugen luftdicht verkittet sind.

Eine ungesunde Sitte dagegen ist, dass die besseren Classen und auch Arme oft ihre Todten aus Gründen der Pietät oder weil sie dieselben noch nicht mit gehöriger Pracht begraben können, Wochen, Monate, Jahre lang und selbst auf Generationen behalten ohne sie zu begraben, wenigstens ist es so auf dem Lande. In Peking selbst dürfen die besseren Classen ihre Todten nicht über 49 Tage behalten, die mittleren und untereren 14 Tage, wer noch länger mit der Beerdigung warten will, muss seine Todten ausserhalb der Stadt placiren z. B. in einem Tempel, wie gewöhnlich der Fall ist. Es ist unmöglich eine Statistik der Mortalität zu geben, die Chinesen sagen, dass in der Regel auf 1000 Geburten 800 Sterbefälle kommen. Der Berichterstatter spricht sich gegen die sonstige Annahme der Häufigkeit des Kindermordes aus. Unter den Bettlern in den kaiserlichen Zufluchtshäusern im Winter herrscht grosse Sterblichkeit, doch findet man sie auch nicht selten in dieser Jahreszeit todt in den Gräben und an dem Fusse der Stadtmauern. Gross auch ist die Sterblichkeit der Gefängniss-Insassen, die ob leichte oder schwere Verbrecher, ob überführt oder nicht, in den entsetzlichsten Räumen zusammengedrängt werden. Man macht ihnen den Aufenthaltsort möglichst unerträglich, um sie zu verzweifelten Schritten zu drängen.

Im Uebrigen ist die Mortalität der Bewohner Pekings durch die billige Lebensweise, wie es scheint, verringert. Der Arbeiterstand ist kräftig und wohlgenährt. Was die Fremdenbevölkerung anbetrifft, Engländer, Amerikaner, Franzosen, Deutsche, so beträgt deren Zahl durchschnittlich 130 und ihre Mortalität in den letzten 12 Jahren 2.8 per 100, nach Abzug der Ermordeten (gewöhnlich Missionäre) oder durch Todesursachen Verstorbenen, die mit dem Aufenthalt in Peking nichts zu thun hatten 2.6 per 100, doch ist für die Franzosen allein genommen die Mortalität eine viel ungünstigere gewesen, theils durch Ermordung, theils durch die besondere aufopfernde Thätigkeit ihrer Missionäre, Lazaristen und barmherzigen Schwestern. (St. Vincent de Paul.)

In 12 Jahren von 1860 bis 31. März 1872 starben 59 Fremde, davon an Nervenfieber (Fleckfieber, Typhus) 17 = 28.8 auf 100 Gestorbene, an Schwindsucht 7 = 11.9 %, Diarrhoe und Dysenterie 6 = 10.2 %, Affectionen der Athmungsorgane ebenfalls 6, Gehirnkrankheiten desgleichen 6, Cholera, Blattern, Scharlach je 1 etc.

Das durchschnittliche Alter von 65 auf dem portugiesischen Kirchhof begrabenen Missionären vom Jahre 1610—1838 beträgt 50 Jahre, nach einem durchschnittlichen Aufenthalt von 24 Jahren und das durchschnittliche Alter von 30 auf dem französischen Kirchhof begrabenen Missionären vom Jahre 1707 bis 1868 über 60 Jahre, nach einem durchschnittlichen Aufenthalte von 25 Jahren.

Während der Monate Januar, Februar, October, November, December wehen hauptsächlich Nord- und Nord-West-Winde, Süd-Ost und Süd-West ist dagegen selten; im März, April, Mai, Juni, Juli, August, September wiegen Süd-Ost-Süd- und Süd-Westwinde vor, doch sind auch Nord- und Nord Westwinde häufig. Dem Regen oder Schnee geht gewöhnlich Ostwind vorher. Nordwest ist ein kalter Wind und kommt von dem Hochlande Asiens und den Steppen Sibiriens und der Mongolei. Heftiger Wind aus dieser Richtung macht den Fluss in einer Nacht gefrieren, die Kälte ist dann so scharf, dass die Extremitäten des Körpers gut beschützt werden müssen. Da die Strassen vielfach mit menschlichen Excrementen verunreinigt werden, üben die vielen regelmässig wehenden Winde einen gesundheitbefördernden Einfluss aus.

In Folge des Regenmangels im Frühling wird man häufig durch Staub-Stürme belästigt, die oft in grosser Heftigkeit mehrere Tage anhalten. Es trägt dann der Wind den schwarzen Staub der Strassen. Im Sommer dagegen giebt es mitunter Stürme gelben Staubes, begleitet von Gewittern mit Regen oder Hagel. Es entstehen diese letzteren Stürme wahrscheinlich in der Mongolei oder auch in der Wüste Gobi. Der Staub wird zuweilen bis Shanghai getragen, und das Deck der Schiffe auf See wird von ihm bedeckt.

Was die Temperatur anbetrifft, so gilt als Regel, dass wenn die Kälte in Peking stark war, sie im Frühling und Sommer plötzlich in das Gegentheil umschlägt und bis zu + 100 F. = + 30 R. und darüber steigt, im Winter fällt dieselbe bis 0 F. = — 14.22 R. und darunter. Im Winter und Sommer ist die Temperatur 10° wärmer als in Newchwang dem nördlichsten der dem Handel eröffneten Häfen, der Peiho friert gewöhnlich nicht vor Mitte December zu und ist Ende Februar oder Anfangs März wieder schiffbar. Auf Sommer und Winter kommen je vier, auf Frühling und Herbst je 2 Monate.

Von Mitte April bis Ende September fällt der Thermometer selten unter + 70° F. = + 16°88 R., von etwas nach der Mitte des März bis zur Mitte

April zwischen + 60° F. = + 12.44 R. bis + 70° F. = + 16°.88 R., ebenso während des ganzen Octobers, von Ende Februar bis Mitte März und in der ersten Hälfte des Novembers von + 50° F. = + 8° R. bis + 60° F. = 12°.44 R., unter + 50° F. = + 8° R. von Mitte November bis Ende Februar. Trotz der grossen und plötzlichen Temperaturstörung ist bei heiterem, sonnigem, trockenem Wetter das Klima gesund. Sonnenstich ist unbekannt, doch giebt es viel Hitzausschlag, an Frostschäden leiden nur die niedrigsten und ungesündesten Klassen der Bettler. Die Chinesen gebrauchen gegen den Hitzausschlag mit Vortheil warme Waschungen und Bäder, letztere sind für alle Jahreszeiten allein rathsam. Die Winter sind scharf und trocken, sehr häufig fällt von November bis Mai kein Tropfen Regen. Von 1862—1871 betrug durchschnittlich die Temperatur im

Januar...	am Tage	+ 34°.4	F.	= + 1°.06	R.,	in der Nacht	+ 13°.9	F.	= — 8°.04	R.,
Februar..	» »	+ 39°.6	»	= + 3°.37	»	» » »	+ 19°.9	»	= — 5°.37	»
März	» »	+ 51°.5	»	= + 8°.66	»	» » »	+ 30°.0	»	= — 0°.88	»
April	» »	+ 67°.7	»	= + 15°.86	»	» » »	+ 43°.5	»	= + 5°.11	»
Mai	» »	+ 82°.8	»	= + 22°.57	»	» » »	+ 56°.3	»	= + 10°.80	»
Juni	» »	+ 89°.9	»	= + 25°.73	»	» » »	+ 65°.7	»	= + 14°.97	»
Juli	» »	+ 90°.6	»	= + 26°.04	»	» » »	+ 71°.0	»	= + 17°.33	»
August ..	» »	+ 87°.1	»	= + 24°.48	»	» » »	+ 68°.3	»	= + 16°.13	»
September	» »	+ 76°.3	»	= + 19°.68	»	» » »	+ 57°.8	»	= + 11°.46	»
October ..	» »	+ 64°.8	»	= + 14°.51	»	» » »	+ 44°.5	»	= + 5°.55	»
November	» »	+ 46°.0	»	= + 6°.22	»	» » »	+ 28°.3	»	= + 1°.64	»
December	» »	+ 35°.3	»	= + 1°.46	»	» » »	+ 17°.3	»	= + 6°.63	»

In diesen 10 Jahren regnete es zusammen im

Januar....	an	1	Tage	und schneite an	12 Tagen,
Februar...	„	3	Tagen	„ „ „	25 „
März	„	15	„	„ „ „	20 „
April	„	29	„	„ „ „	4 „
Mai	„	56	„		
Juni	„	104	„		
Juli	„	118	„		
August ...	„	98	„		
September .	„	71	„		
October ...	„	43	„	„ „ „	2 „
November .	„	17	„	„ „ „	3 „
December .	„	2	„	„ „ „	12 „

Für Juli und September ist das Jahr 1868, für October das Jahr 1867 nicht mit angegeben worden.

Die Menge des Regenfalls beträgt jährlich im Durchschnitt 22 und des Schnees 3.79 Zoll.

Epidemien.

In einem früheren Aufsatze sind schon die Epidemien von Blattern und Diphtherie (Rachenbräune) besprochen worden, die in der Hauptstadt während der letzten 10 Jahre geherrscht haben.

Cholera war in dieser Periode nur im Sommer 1862 hier und hielt 2 Monate lang an und soll 15000 Personen weggerafft haben. In Tientsin war sie damals sehr bösartig, folgte dann dem Laufe des Flusses, die einzelnen Orte befallend bis sie Peking erreichte.

Die Krankheit wurde schon mit demselben Namen, den sie jetzt trägt „hwo-luan“ 2500 Jahre vor Christi Geburt bezeichnet, doch wird von allen Autoren nichts von dem epidemischen Charakter erwähnt, den sie seit 1817 in Indien und später in Europa angenommen hat.

September und October 1861 gab es eine Epidemie von Gelbsucht, durch den raschen Wechsel von Hitze und Kälte vom Tage zur Nacht veranlasst.

1868 herrschte heftig Darmnervenfieber.

Im Frühling jedes Jahrs sind die Masern mehr oder weniger vorhanden.

Obgleich die öffentlichen Strassen voll Unrath und böser Gerüche sind und zwar über alle Begriffe, so herrschen doch keine Fieber, selbst die zahlreichen auf der Strasse schlafenden Bettler bleiben frei von ihnen und sehen meistens fett und rund aus. Wie gross der öffentliche Schmutz übrigens ist, geht daraus hervor, dass die männliche Bevölkerung gewöhnlich in der Nacht, aber Viele auch am Tage, ihre Nothdurft auf der Strasse verrichten, wenn dieselbe auch sehr belebt sein sollte. Zu allen Zeiten des Tages wird dieser Unrath in kleinen Tragen weggebracht und auf leeren Plätzen innerhalb der Stadt oder dicht vor den Thoren aufgehäuft und getrocknet. Die Trockenheit der Atmosphäre und der sandige, absorbirende Boden beseitigen zum grossen Theil diese Schäden und erfreuen sich auch die Europäer meist einer besseren Gesundheit als in ihrer Heimath. Obgleich es allerlei Krankheiten der Athmungsorgane, auch Schwindsucht giebt, so scheint doch Bluthusten nicht von so schlimmer Vorbedeutung wie in Europa zu sein. Excursionen nach der leicht erreichbaren frischen Hochebene der Mongolei tragen viel zur Erhaltung der Gesundheit bei.

Bericht des Dr. James Watson über den Gesundheitszustand von Newchwang für das am 30. September 1872 endende Halbjahr.

Newchwang, 40° 53′ N., 122° 11′ O. (südliche Manschurei).

Der Sommer war ein heisserer als ihn Fremde sonst hier durchzumachen gehabt haben und die fremden Ansiedler litten an dieser Küste mehr durch Krankheit als wie gewöhnlich zu dieser Jahreszeit in den letzten 8 Jahren der Fall war; die Chinesen dagegen erfreuten sich einer besonders guten Gesundheit, obgleich sie sich um Gesundheitsregeln wenig bekümmern. Die Temperatur betrug häufig + 88° F. = + 24.88° R. und stieg sogar ein- bis zweimal im Schatten und in freier Luft auf + 95° F. = + 28° R.

Thermometer.

	Höchster Stand.	Niedrigster Stand.
April	+ 70° F. = + 16.88° R.,	+ 25° F. = + 3.11° R.
Mai	+ 70° F. = + 16.88° R.,	+ 44° F. = + 5.33° R.
Juni	+ 86° F. = + 24° R.,	+ 58° F. = + 11.55° R.
Juli	+ 92° F. = + 26.66° R.,	+ 66° F. = + 15.11° R.
August	+ 95° F. = + 28° R.,	+ 56° F. = + 10.66° R.
September	+ 81° F. = + 21.77° R.,	+ 50° F. = + 8° R.

Barometer.

April	höchster Stand	30.50,	niedrigster Stand	29.70,
Mai	„ „	30.25,	„ „	29.58,
Juni	„ „	30.14,	„ „	29.78,
Juli	„ „	29.90,	„ „	29.40,
August	„ „	30.02,	„ „	29.29,
September	„ „	30.29,	„ „	29.84.

Es gab ungewöhnlich viel Regentage, nämlich 38, ebenso die Regenmenge. Die herrschenden Winde waren dagegen weniger stürmisch als sie sonst zu sein pflegen.

Im Monat April kam ein Fall von Masern bei einem 3 Monate alten Kinde vor, doch breitete sich die Krankheit nicht auf die 12 übrigen Kinder (10 Fremde, 2 Chinesen) aus, die in den Häusern wohnen, welche zum Zoll gehören. Ebenfalls im April kam ein Schiff von Shanghai mit einem an Blattern erkrankten Matrosen an, noch 2 andere Seeleute desselben Schiffes wurden auch von der Krankheit leicht befallen und an Land behandelt.

Hier am Platze und in der Umgegend sind immer Blattern bei den Chinesen vorhanden, mit denen die Fremden nicht umhin können zu communiciren; von Blattern ergriffenen Schiffen Quarantaine aufzuerlegen würde deshalb unnütz und grausam sein, obgleich die Kranken an Land zu isoliren und das Schiff zu desinficiren rathsam sein möchte.

Diarrhoe, Colik, Dysenterie waren die häufigsten Krankheiten des Sommers, Diarrhoe und Colik ungewöhnlich heftig; aber immer durch heisse Umschläge, flüssige Reizmittel, Opium, Ruhe geheilt.

Einige Knochenbrüche, die vorkamen, wurden mit Kleisterverbänden geheilt.

Von der europäischen Bevölkerung starben 2 schlecht genährte Kinder innerhalb des ersten Lebensjahres, von Seeleuten einer an Dysenterie.

Vom Minister-Residenten des deutschen Reichs, Herrn von Brand.

Yedo, 34° 55′ N., 139° 59′ O. (Japan), d. 15. April 1873.

Die kaiserlich deutschen Consulate in Jokohama, Hiogo und Nagasaki sind angewiesen, über die Gesundheitsverhältnisse ihrer Plätze in verlangter Weise zu berichten. Der Herr Minister-Resident hat dieselben zugleich ersucht, auch noch über Typhus und Blattern zu berichten, welche in einzelnen der geöffneten Häfen im Frühjahr aufzutreten pflegen.

Vom stellvertretenden Consul des deutschen Reichs, Herrn Fock.

Hiogo (Kobé point) 34° 40.5′ N., 135° 12.2′ O., Osaka (Castell) 34° 41′ N., 135° 28′ O. (Japan), d. 28. August 1873.

Die gestellten Fragen, betreffend den Gesundheitszustand und die Gesundheitspflege an diesem Platze, können, wie der Herr Consul schreibt, bei dem völligen Mangel einer in japanischen Hospitalen oder von japanischen Aemtern in dieser Richtung geführten Statistik, nicht genügend beantwortet werden. Der Dirigent des japanischen Regierungs-Hospitals in Osaka theilte mit, dass Cholera nur sporadisch (im letzten Halbjahr 2 Fälle) Sumpffieber dagegen, bei der feuchten Lage mancher Stadtviertel, und Dysenterie sehr häufig auftreten. Er behandele letztere Krankheit erfolgreich mit Ricinusöl. Eigentliche Epidemien seien seit längerer Zeit nicht vorgekommen. Auf den 16 deutschen Schiffen, welche diesen Hafen im ersten Halbjahre von 1873 besucht haben, ist, soweit der Consul erfahren hat, kein einziger Krankheitsfall vorgekommen. In den japanischen Regierungs-Hospitälern, von denen je eines in Hiogo und Osaka, an ersterem Orte aber lediglich unter japanischer Aufsicht besteht, werden europäische Kranke nicht aufgenommen. In Hiogo giebt es ausserdem ein kleines, internationales, durch freiwillige Beiträge erhaltenes Hospital unter Leitung eines der beiden hier practizirenden europäischen Privatärzte, doch ist der Nutzen dieses Hospitals schon durch die hohen Pensionsgelder ein sehr beschränkter, denn es wird per Tag verlangt für die erste Classe $ 5, die zweite $ 3, die dritte $ 2, der mexikanische Dollar ist aber circa 1 1/2 Thaler.

Der Gesundheitszustand der hier wohnhaften Ausländer ist ganz vorzüglich und kommen unter ihnen die oben genannten Krankheiten, wenn überhaupt, so doch nur ganz vereinzelt vor. Dagegen sind, bei dem Mangel obrigkeitlicher Ueberwachung der Prostitution, die syphilitischen Krankheiten in den schrecklichsten Formen häufig. Ausserdem ist noch zu bemerken, dass wegen der raschen Temperaturwechsel im Frühjahr und Herbst das Clima für an den Brustorganen Leidende nicht zuträglich ist, sonst jedoch lässt Hiogo-Osaka im Allgemeinen in gesundheitlicher Beziehung sowohl was Klima als Lage betrifft, auch für Europäer nichts zu wünschen übrig.

Im internationalen Hospitale wurden von Juni 1872 bis Juni 1873 behandelt:

38 Personen, davon in der 1. Classe 3, in der 2. 5, in der 3. 24. 6 Personen wurden umsonst behandelt, doch lag davon nur einer im Hospital, die andern kamen zur Visite. Auf die 38 Kranken kamen 1194 Behandlungstage = 31.4 Tage per Kranken. Auf die

3 Krank. 1. Cl. kamen 25 Tage = 125 Doll. davon 1 Seemann engl. Kriegs-Marine 18 Tage = 90 Doll.
5 » 2. » » 141 » = 423 »
24 » 3. » » 787 » = 1574 » davon 22 Seeleute (davon einer von der amerikanischen Kriegsmarine mit 54 Tagen, die übrigen Handelsmarine) 738 Tage = 1476 Doll.

Es starben 3 Kranke = 7.9 % der Behandelten. Die Gestorbenen waren am Platze ansässig gewesen und hatten 2 von ihnen an Lungenschwindsucht 1 an Trunksucht gelitten.

Ausserdem litten 3 Kranke an Dysenterie (französische Seeleute)
» » 4 » » Syphilis (davon 3 Seeleute und zwar
1 engl. Seemann an prim. Syphilis . . . . 21 Tage behand. kostete 42 Doll.
1 » » » tertiär. » (krankes Gehirn) 113 » » » 226 »
1 deutsch. » » » » » » 50 » » » 100 »

Von den behandelten Seeleuten waren

Engländer	15,
Franzosen	4,
Deutsche	1,
Schweden	1,
Spanier	1,
Amerikaner (U. S.)	1.

Vom stellvertretenden Consul des deutschen Reichs, Herrn Zappe.

Ueber den Gesundheitszustand Yokohamas im Jahre 1872.

Yokohama (Western-Pier), 35° 26.2' N., 139° 39.3' O., den 6. September 1873.

Es ist in dem Berichte nur von der europäischen Bevölkerung des europäischen Stadttheils die Rede, da bei der Gleichgültigkeit der japanesischen Behörden in Beziehung auf öffentliche Gesundheitspflege keine zuverlässigen Angaben über den Gesundheitszustand der 64,000 Köpfe starken japanischen Bevölkerung vorliegen. Erkrankte Seeleute und Private finden im General-Hospital Aufnahme, welches ein allen Nationalitäten zu Gute kommendes, gemeinnütziges, durch milde Beiträge der in Yokohama ansässigen Europäer erhaltenes Institut ist, doch muss in demselben bezahlt werden:

per Tag für die 1ste Classe ... $ 4,
» » » » 2te » ... » 3,
» » » » 3te » ... » 1.50.

Ein alter und erprobter Arzt der Stadt fungirt an diesem Hospitale. Man hat es bis jetzt abgelehnt, die Krankenpflege den barmherzigen Schwestern zu übertragen. Ausserdem bestehen am Platze ein englisches, amerikanisches und französisches Marine-Hospital; der Bau eines deutschen Marine-Hospitals soll in nächster Zeit in Angriff genommen werden.

Der Gesundheitszustand des Jahres 1872 ist insofern ein günstiger zu nennen, als die Niederlassung von jeder Epidemie verschont geblieben ist, da die Blattern vollständig erloschen waren und von typhösen Fiebern nur ein tödtlich endender Fall vorgekommen ist.

Wenn darum die Sterblichkeit unter den Erwachsenen, erhöht durch die ungewöhnlich häufigen Vorkommnisse von Unglücksfällen, doch als eine unverhältnissmässig grosse erscheint, so sind die Ursachen davon nur in der Constitution und Disposition der betreffenden Individuen zu suchen.

Es starben an:	vom Militair	von der Kriegsmarine	von der Handelsmarine	von den Stadtbewohnern	zusammen
Fieber	—	1	—	1	2
Tuberculosis	2	2	2	7	13
Gehirnleiden	—	1	1	5	7
Lungenleiden	—	—	—	3	3
Herzleiden	—	1	2	5	8
Leberleiden	—	—	1	4	5
Nierenleiden	—	—	—	1	1
Darmleiden	1	1	—	3	5
den andern allgemeinen Krankheiten	—	1	1	4	6
Vergiftung und Delirium tremens	—	1	—	—	1
Unglücksfällen	2	3	4	4	13
	5	11	11	37	64

Bei geringerer Bevölkerung betrug die Totalsumme der Sterbefälle im Jahre 1871: 135, wovon 50 allein auf die Stadt kamen, also haben sich die Gesundheitsverhältnisse bedeutend gebessert.

Von den 37 Todesfällen der Stadtgemeinde im Jahre 1872 kommen 6 auf Kinder, 8 auf Frauen und 23 auf erwachsene Einwohner männlichen Geschlechts und zwar kamen auf das Alter von:

15—20 Jahren 2 Todte (1 Fieber, 1 Leberleiden),
25—35 » 7 » (1 Gehirn-, 1 Herz-, 1 Leberleiden, 1 Tuberkeln, 1 allgemeine Krankheit, 2 Unglücksfälle),
35—45 » 14 » (4 Gehirn-, 2 Herz-, 1 Nieren-, 1 Darmleiden, 3 Tuberkeln, 1 allgemeine Krankheit, 2 Unglücksfälle).

Von der männlichen Bevölkerung Yokohamas, zu 900 Köpfen angenommen, betrug also die Sterblichkeit 25.56 per 1000; davon kommen

auf Gehirnleiden .... 5.55 per 1000,
» Tuberculosis .... 4.44 » »
» Unglücksfälle .... 4.44 » »

auf Herzleiden .... 3.33 per 1000,
» Leberleiden .... 2.22 » »
» allgemeine Krankheiten 2.22 » »
» Darmleiden .... 1.11 » »
» Nierenleiden .... 1.11 » »
» Fieber .... 1.11 » »

Nach Abzug der Unglücksfälle betrug die Sterblichkeit nur 21.1 per 1000 der erwachsenen männlichen Bevölkerung.

Dieselbe war dagegen im Jahre 1870, so weit Berichte darüber geführt sind, = 35 per 1000 und im Jahre 1871, in welchem das 10te brittische Infanterie-Regiment stark mitgenommen wurde, sogar = 38.8 per 1000, wovon allein 6 per 1000 der Blattern-Epidemie zur Last fallen.

Das 1ste Vierteljahr von 1872 hatte die geringste Anzahl von Todesfällen, obgleich die beiden oben erwähnten Fieberfälle auf dasselbe fallen und zwar 1 in der Stadt und 1 auf einem in der Bai ankernden Schiffe.

Das 2te Vierteljahr verlief schon weniger günstig, doch brachten die heissen Monate des 3ten Quartals die grösste Zahl der Todesfälle und zwar vorzüglich durch Fieber, Gehirnleiden, Sonnenstich kam nicht vor, während in andern Ländern Diarrhoe und damit verwandte Krankheiten die meisten Opfer in der heissen Jahreszeit fordern.

Das 4te Vierteljahr endlich zeigte mit sinkendem Thermometer auch ein beträchtliches Abnehmen der Sterblichkeit, so dass dieselbe auf das Jahr berechnet nur 13 per 1000 betragen würde.

Afrika.

Vom Vice-Consul des deutschen Reichs, Herrn C. Fr. W. Meyer.

Suez, 29° 58′ N., 32° 34′ O., den 6. Juni 1873.

Der Ort liegt an einem kleinen Arme des rothen Meeres; die Rhede, wo die Schiffe ankern, ist etwa 6 englische Meilen entfernt. Der Gesundheitszustand ist das ganze Jahr hindurch ein guter, was besonders von dem ausgezeichneten Klima abhängt.

Im Winter geht das Thermometer nicht unter + 6 Grad und im ganzen Jahre regnet es nur ein- oder zweimal eine halbe oder ganze Stunde lang. Zwar steigt während des Sommers das Thermometer bis auf 49—50 Centi-Grade im Schatten, da jedoch diese Hitze nicht, wie in den übrigen Hafenstädten Egyptens eine feuchte, sondern im Gegentheil eine ganz trockene ist, so ist dieselbe sehr angenehm und der Gesundheit zuträglich, auch erquicken kühlende Winde zu jener Zeit, die sich nach Sonnenuntergang erheben und fast die ganze Nacht hindurch anhalten. So ist es nur wirklich heiss von 1 (Nachmittags) bis 6 oder 7 Uhr, natürlich mit einigen Ausnahmen, wo der heisse, mit feinem Staub geschwängerte Wüstenwind (Chamsin) in sehr unangenehmer Weise herrscht. Man thut alsdann am besten, sich hermetisch in seinem Hause einzuschliessen.

Was Krankheiten anbetrifft, so leiden die Araber und auch einige Europäer öfters an sehr gefährlichen Augenübeln, was viel durch Unreinlichkeit veranlasst wird. In Häusern, wo man einen ordentlichen Luftzug etabliren kann, kommt diese Krankheit wenig oder fast garnicht vor, während, wo man das nicht kann, dieselbe fast permanent ist. In diesem Jahre, d. h. von Anfang der Pilgerfahrt nach Mecca und Medina, im October 1872, bis Ende derselben, Anfang Mai 1873, haben wir weder Cholera, noch sonstige ansteckende Krankheiten gehabt. Seitdem die europäische Sanitäts-Commission besteht, hat man den Segel- und Dampfschiffen, welche von Jeddah, 21° 28' N., 39° 15' O., kommen, während der Rückfahrt der Pilger eine Quarantaine von 10 Tagen auferlegt, selbst solchen, welche mit reinem Gesundheitspass von dort abgefahren sind.

Es existirt hier ein sehr gutes französisches Hospital, welches von religiösen Schwestern erhalten wird und an dem ein französischer Arzt die treffliche Pflege leitet. Ausserdem giebt es noch das englische Victoria-Hospital, welches jedoch nur für die englischen aus Indien zurückkehrenden Truppen benutzt wird.

Trinkwasser bekommen wir durch einen Canal, welcher vom Nil in Cairo direct durch die Wüste hierher kommt; dasselbe ist ausgezeichnet gut und nur zuweilen im Sommer, wenn der Fluss sehr niedrig, etwas ungenügend an Menge.

Durch Herrn Bürgermeister Kirchenpauer Dr. zugesendet.

Aus dem Correspondenzblatt No. 2 der Afrikanischen Gesellschaft. Brief des Herrn Dr. Paul Güssfeldt.

Sierra Leone, 8° 30' N., 13° 17' 45" W., den 14. Juni 1873.

In Freetown, dem Hafen von Sierra Leone, sind hauptsächlich 4 verschiedene Negerstämme vertreten, zu denen die Mandingos und die Krooleute gehören; die weisse Bevölkerung ist nicht stark und besteht vornehmlich aus Engländern, in zweiter Linie aus Franzosen.

Das Klima von Freetown ist jetzt wieder ziemlich verschrieen, seitdem das gelbe Fieber, das 4 Monate lang anhielt und erst im Januar d. J. aufhörte, den vierten Theil der europäischen Bevölkerung weggerafft hat. Diese Nachricht habe ich von dem hiesigen Agenten unserer Company. Das gelbe Fieber ist von hier aus nach Süden gegangen. Dies ist der Grund, weshalb die von Afrika kommenden Schiffe in Tenerifa (Santa Cruz), 28° 29' N., 16° 22' W., und Madeira (Funchal), Klippe Loo, 32° 37' 7" N., 16° 55' 5" W., Quarantaine halten müssen.

Anmerkung. Während also das gelbe Fieber an der Küste von Sierra Leone im September, October, November, December 1872 herrschte, war dasselbe, s. 6. Heft dieser Berichte, vom 30. Juli bis 18. December ebenfalls in New-Orleans, war im Beginn des Jahres 1873 in Santos aufgetreten und noch Anfang Mai vorhanden, ebenso in Rio de Janeiro, war aber Anfang April in der Abnahme, herrschte in Montevideo Ende März schon seit einigen Wochen etc. Nach dem Handbuch der historisch-geographischen Pathologie von Hirsch, 1860, ist über das gelbe Fieber an der Westküste Afrikas schon im Jahre 1786 berichtet worden, wo es in Senegambien war. An der Küste von Sierra Leone ist es seit 1816 wiederholt epidemisch aufgetreten und war nicht weiter nach Süden als bis Ascension, 7° 55' 5" S., vorgedrungen, während es auf der westlichen Hemisphäre schon Buenos Ayres, 34° 36' S., in seinen Bereich gezogen hat. Die Ursachen aufzuklären, welche ein so verschiedenes Fortschreiten der Krankheit auf beiden Hemisphären bedingen, werden vielleicht diese Berichte mit der Zeit ermöglichen.

Vom Consul des deutschen Reichs, Herrn Theodor Schultz.

Ueber den Gesundheitszustand in Zanzibar, vom 1. April 1872 bis 31. März 1873, nach den Mittheilungen des Dr. James Christie.

Zanzibar (Stadt Fort), 6° 9.6′ S., 39° 15′ O., den 30. April 1873.

Cholera ist, so weit bekannt, nicht vorgekommen, Fälle von Dysenterie und Sumpffieber waren da und zum Theil von ungewöhnlich ernster Natur, wenn sie von dem Festlande stammten. Ueber die Zahl der Sterbefälle in Zanzibar ist nichts bekannt, doch war im Allgemeinen die Sterblichkeit geringer als sonst. Ausgenommen einige Fälle von Fieber haben die Mannschaften deutscher Schiffe wenig an obigen Krankheiten gelitten. Dadurch dass Vorsicht in Beziehung auf dass Wasser zum Trinken und Kochen angewendet wurde, hat sich Dysenterie bis auf ein Minimum beschränkt.

Grössere Aufmerksamkeit der Mannschaft den Kopf gegen die Sonnenstrahlen zu schützen und Erkältung in den frühen Morgenstunden zu vermeiden, hat sich gegen Fieber schützend gezeigt.

Der Gebrauch der deutschen Matrosen, in der glühendsten Sonnenhitze leichte Strohmützen zu tragen, ist ebenso unverständig als gefährlich.

Zur Bemannung der Böte sollte man sich nur der Eingeborenen bedienen.

Fieber sind in der Weise zu behandeln, dass im Anfang Abführungsmittel gegeben werden z. B. zusammengesetzte Colocynthen-Pillen mit Podophyllin oder auch Jalappa-Pulver und nachher Chinin in der Dosis von 30—60 Centigramme oder mehr. Ohne reichliches Abführen ist Chinin nutzlos. Befindet sich der Kranke im Halbschlaf bei diesen Fiebern und ist unfähig zu schlucken oder leidet an hartnäckigem Erbrechen, so zeigt sich von Nutzen, wenn man unter der Zunge 3—4 Tropfen Crotonöl einreibt. Englisches Salz (Epsom salt. Bittersalz) als Abführmittel ist nachtheilig. Heisse Bäder, heisse Luft oder Dampfbäder sind vortheilhaft, um in Schweiss zu bringen. Wie schon 1872 gemeldet, existirt kein Hospital in Zanzibar, seitdem das der französischen katholischen Mission zu existiren aufgehört hat, auch ist nur ein Arzt vorhanden.

Anmerkung: Der Herr Consul hat schon in seinem Bericht von 1872 betont, dass ein deutscher Arzt in Zanzibar reichliche Praxis und sichere Existenz finden würde.

Amerika.

Vom Consul des deutschen Reichs, Herrn C. A. C. Duisberg.

San Francisco (Puerto), 38° 11′ N., 121° 51′ W., den 30. Juni 1873

Während des verflossenen Quartals war der Gesundheitszustand sehr bebefriedigend, von ansteckenden Krankheiten kamen nur vereinzelt Blattern vor, an denen einige wenige Chinesen, keine Weisse, gestorben sind. Die Krankheit wurde durch zu nachlässig gehandhabte Quarantaine der asiatischen Dampfer eingeschleppt.

Unter der hiesigen chinesischen Bevölkerung sollen 30 an Aussatz (Lepra) Leidende entdeckt worden sein, deshalb macht die Polizei gegen die chinesischen Prostitutionshäuser die ganze Strenge des Gesetzes geltend, um Ansteckung zu verhüten.

Vom Consul des deutschen Reichs, Herrn J. Kruttschnitt zugeschickt.

Aus dem Berichte des Gesundheits-Amtes von New-Orleans (City Hall) 29° 57.8' N., 90° 6.9' W., für das Jahr 1872.

Die Zahl der Bevölkerung wird für dieses Jahr auf 200,000 geschätzt. Es wurden, ohne Todtgeborene, 6122 Leichen begraben = einer Sterblichkeit von 30.61 per 1000, davon waren

im Alter unter 1 Jahr	1367	= 22.3	per 100 aller Gestorbenen,
„ „ über 70 „	334	= 5.4	„ „ „ „
100 Jahre u. darüber alt	18	= 0.29	„ „ „ „

Es gab überhaupt in der Stadt 39 Personen, die im Alter von 100 Jahren und darüber standen (nach der Zählung von 1870),

davon waren	7 Weisse....	2 männliche,	5 weibliche.
„ „	32 Farbige ...	11 „	21 „

Es gab Personen im Alter unter 1 Jahr 5135 mit einer Sterblichkeit von 266.21 per 1000 für 1872.

Von	1— 2 Jahr	4183	96.82	per 1000 für 1872.
„	2— 5 „	15,387	21.90	„ „ „ „
„	5— 10 „	21,114	7.67	„ „ „ „
„	10— 15 „	22,150	5.15	„ „ „ „
„	15— 20 „	18,433	9.22	„ „ „ „
„	20— 25 „	17,743	18.40	„ „ „ „
„	25— 30 „	16,597	22.17	„ „ „ „
„	30— 40 „	28,804	26.04	„ „ „ „
„	40— 50 „	21,967	30.70	„ „ „ „
„	50— 60 „	12,267	43.10	„ „ „ „
„	60— 70 „	5,374	68.90	„ „ „ „
„	70— 80 „	1,711	128.50	„ „ „ „
„	80— 90 „	398	155.70	„ „ „ „
„	90—100 „	116	239.10	„ „ „ „
„	100 u. darüber	39	461.50	„ „ „ „
		191,418		

Von den Begrabenen waren 3526 männlich und 2568 weiblich, bei 28 war das Geschlecht nicht angegeben.

Es gab weisse Kinder unter 2 Jahren 6984, davon starben 1077 = 15.4 per 100.
„ „ farbige „ „ „ „ 2334, „ „ 695 = 29.8 „ „
Von 140,925 Weissen (nach der Zählung v. 1870) starben 3871 = 27.5 per 1000.
„ 50,456 Farbigen „ „ „ „ „ „ 2143 = 42.5 „ „

Von 108 Gestorbenen war die Farbe nicht angegeben.

Es starben im Jahre an

verschiedenen Clima- und Sumpffiebern	241	= 3. 9 %	aller Gestorbenen.
Darmnervenfieber	67	= 1. 09 „	„ „
Fleckfieber (Petechial-Typhus)	4	= 0.065 „	„ „
gelbem Fieber	39	= 0. 65 „	„ „
Blattern	40	= 0. 65 „	„ „
Scharlach	3	= 0.049 „	„ „
Masern	76	= 1. 26 „	„ „
Dysenterie	123	= 2 „	„ „
Kinbackenkrampf (Tetanus)	73	= 1. 19 „	„ „

Starrkrampf der Neugeborenen	231 = 3.8 %	aller Gestorbenen,	
Lungenentzündung	317 = 5.18 „	„	„
Syphilis	19 = 0.3 „	„	„
Sonnenstich	7 = 0.1 „	„	„
Selbstmord	26 = 0.42 „	„	„

Am gelbem Fieber erkrankten im Ganzen 83, also betrug die Sterblichkeit 47 %.

Davon kommen auf den 28. August 2, mit 1 Todesfall, auf September 25, mit 10 Todesfällen, auf October 43 mit 20 Todesfällen, auf November 13, mit 8 Todesfällen.

Nur ein Fall von gelbem Fieber war aus Havanna importirt, alle übrigen entstanden unzweifelhaft in New-Orleans selbst. Während der letzten drei Jahre hat die Krankheit sich immer nur in eng begrenzten Partien der Stadt gezeigt und dieselben zu überschreiten war keine Neigung vorhanden. Es waren das im Uebrigen gute gesunde Stadttheile, die dem Sumpffieber gewöhnlich nicht ausgesetzt sind. Ueber Anstecken und nicht Anstecken des gelben Fiebers sind die Meinungen der Aerzte sehr auseinandergehend. Im Jahre 1872 sind einige Fälle in New-Orleans vorgekommen, die für die Contagiosität sprechen.

Die besten und erfahrensten Aerzte der Stadt halten dafür, dass das gelbe Fieber eine sich selbst begrenzende Krankheit und dass die Behandlung auf Dauer und Modificirung der einzelnen Perioden ohne Einfluss sei. Dass das gelbe Fieber wochen- und monatelang an einzelnen beschränkten Localitäten haftete, führt darauf, einen rein örtlichen Krankheitsboden anzunehmen, was ein Ausfindigmachen seiner Ursachen für die Zukunft erhoffen lässt.

Von den 6122 Gestorbenen des Jahres 1872 waren: Aus den

Vereinigten Staaten	4474 = 73.08	per 100 der Gestorbenen.
Irland	537 = 8.77	„ „ „ „
Deutschland	425 = 6.9	„ „ „ „
Frankreich	212 = 3.3	„ „ „ „
England	69 = 1.12	„ „ „ „
Westindien	68 = 1.1	„ „ „ „
Italien	43 = 0.7	„ „ „ „
Spanien	38 = 0.62	„ „ „ „
Schottland	36 = 0.59	„ „ „ „
Schweiz	31 = 0.5	„ „ „ „

Die übrigen vertheilen sich auf Schweden, Portugal, Dänemark, Afrika, Canada, Oesterreich, englisch Amerika, Russland, China, Mexico, Norwegen, Polen, Holland, Griechenland, Malta.

Das Vaterland war nicht angegeben bei 97 = 1.6 per 100 der Gestorbenen.

Im 1. Quartal des Jahren starben	1507	Personen.
„ 2. „ „ „ „	1703	„
„ 3. „ „ „ „	1477	„
„ 4. „ „ „ „	1435	„

Quarantaine gegen Westindien und Südamerika wegen des gelben Fiebers wurde an den verschiedenen Stationen aufrecht erhalten: Vom 1. Juli bis 12. October, 1. August bis 5. October, 1. Mai bis 31. October.

Es wird vom Gesundheitsamte unentgeltliche obligatorische Impfung vorgeschlagen, dieser Vorschlag wird schon seit 3 Jahren gemacht. Vaccine oder Krusten direct von der Kuh haben schlechte Resultate gegeben, d. h. beinahe nie Impfpusteln hervorgebracht, gut dagegen hat sich für New-Orleans die Lympfe bewährt, die einen Grad von der Kuh entfernt war (wo schon eine Impfung bei Menschen vorgenommen worden war.)

Tägliche Rapporte wurden vom 15. Mai bis 15. November über alle durch Fieber verursachten Todesfälle abgestattet, die Lokalitäten, wo dieselben vorgekommen, wurden alsdann inspicirt und in vielen Fällen örtliche Schädlichkeiten gefunden, die man durch Drainage und Auffüllung sumpfiger Ländereien zu beseitigen trachtete. Die am 9. Juni endende Woche war die schlimmste des Jahres, denn sie zeigte eine Sterblichkeit von 170, während im Durchschnitt auf die Woche für das Jahr 117.73 kommen; unter diesen Gestorbenen waren 89 Kinder unter 2 Jahren. Diese Sterblichkeit war hauptsächlich in den dem Fluss nahegelegenen Strassen, wo angehäufter Unrath und Sumpfboden vorherrschte, bei trockner heisser Witterung. Einem heftigen, Alles auswaschenden Regen folgte sofort gebesserter Gesundheitszustand.

Zur Verbesserung der öffentlichen Gesundheit geschah vielerlei.

In Beziehung auf Blattern, die grösstentheils von Aussen eingeschleppt wurden (so kamen 23 Kranke von St. Louis, New-York, Chicago, Cincinnati, Memphis, Natchez, Louisville und aus Europa), geschah Folgendes:

1) Die davon Ergriffenen wurden mit ihren inficirten Kleidungsstücken unverzüglich von den Ungeimpften und denen getrennt, die die Krankheit weiter schleppen könnten.
2) Wärter mit allen inficirten Kleidungsstoffen wurden unter Quarantaine versetzt.
3) Nur behandelnden Aerzten und Wärtern wurde Zutritt zu den Kranken gestattet.
4) Den Patienten wurde nicht erlaubt ihre Wohnung zu verlassen, bis Haus, Bettzeug und Kleidung desinficirt worden waren. Folgendermassen wurde die Desinfection veranstaltet:
    1) Bettzeug und Kleidungsstücke mit kochendem Wasser behandelt.
    2) Das, was nicht ohne Schaden so behandelt werden konnte, mit Schwefel oder Chlorgas gründlich durchräuchert.
    3) Haus, Hof, Stall, Abzugskanäle mit wässriger Eisenlösung vermischt mit Carbolsäure desinficirt.
    4) Persönliche und häusliche Reinlichkeit eingeschärft. Die Bewohner des inficirten Hauses und der unmittelbaren Nachbarschaft geimpft, hierbei machten die Farbigen einige Opposition.

Uebrigens wurde der grösste Theil der an Blattern Erkrankten sofort in's Hospital geschafft und nur die in ihren Häusern belassen, wo genügende Garantie für vollständige Isolirung vorhanden war. Diesen energischen Massregeln wird es grösstentheils beigemessen, dass die Krankheit so geringe Ausbreitung fand, denn es gab nur 98 Blatternkranke im Ganzen, während an vielen andern Plätzen der Union und des Staates Louisiana die Einwohner fast decimirt wurden. Dass dabei die Form der Krankheit keine bösartige gewesen sein muss, geht aus der Sterblichkeit hervor, die, wie oben angegeben, 40 betrug, also 40.8 per 100 der Erkrankten.

Der board of health schlägt vor, wie schon seit 3 Jahren, obgleich vergeblich, dass alle Bewohner der Stadt unentgeltlich geimpft werden und zwar jetzt innerhalb 10—15 Tagen, indem eine genügende Anzahl von Aerzten Haus bei Haus besuche, weil er nur so hofft, auf die Dauer die Stadt gegen eine grössere Invasion der Krankheit schützen zu können, die schon in verschiedenen Gemeinden des Staates Lousiana herrscht. Im Jahre 1872 kamen 52 mal Unglücksfälle durch Petroleumarten veranlasst vor, Körper- und Hausbeschädigungen. Die Oele waren sogenannte schwere mit Naphtha verunreinigt und Naphtha und Gazoline allein, als ungefährlich verkauft. Entgegen den Vorstellungen des board of health werden noch immer grosse Quantitäten dieser und anderer leicht explodirender Oelarten im Herzen der Stadt zwischen überfüllten Wohnungen und Speichern gelagert. Ebenso erfolglos sind bis jetzt die Bemühungen gewesen, die administrativen Behörden der Stadt zu veranlassen, Massregeln ähnlich wie in England gegen den die Luft verunreinigenden Rauch der Fabrikschornsteine dadurch eintreten zu lassen, dass den Rauch verzehrende Oefen abligatorisch gemacht werden.

Es wird ferner berichtet, dass die Krankheit der Pferde (Grippe, Influenza), welche in andern Theilen der Vereinigten Staaten herrschte, auch in New-Orleans im Herbste viele Pferde und Maulthiere befiel, aber mit geringer Sterblichkeit. Die Behandlung bestand meist in Ruhe, Bedecken mit warmen Decken, milder Nahrung, warmen Getränken und Einreiben des Halses mit reizenden flüssigen Salben (Linimenten).

Im Laufe des Jahres wurden 40720 Grundstücke inspicirt und fanden sich auf denselben 27886 hölzerne, 11381 Ziegel- und 16 eiserne Häuser, es wurden dabei 14815 Schädlichkeiten vorgefunden, die der Beseitigung bedürfen.

Der Präsident des board of health, jetzt Dr. med C. B. White, ist zugleich, gemäss seiner Stellung, Oberaufseher der Sanitätlichen Inspectionen. Diejenigen Beamten der städtischen Polizei, welche für den Sanitätsdienst bestimmt sind, berichten dem Präsidenten des board of health und werden von ihm den Sanitäts-Inspectoren der verschiedenen Districte zugewiesen. In dieser Weise haben sie den ihnen von dem Präsidenten des Amtes und den Sanitäts-Inspectoren zugewiesenen Dienst zu verrichten und erhalten, ausgenommen in dringenden Fällen des öffentlichen Wohls (save in cases of public emergency) nur Befehle vom board of health. Der Präsident des board of health von New-York beklagt es sehr, dass die zahlreiche Sanitätspolizei dieser Stadt nicht auch unter der Controle seines board of health stehe und keine systematischen Inspectionen mache. Uebrigens musste auch in New-Orleans in Folge politischer Aufregung, die dem board zugetheilte Polizeiabtheilung von 12 Mann, sowohl im Anfange, wie am Ende des Jahres demselben für einige Zeit für andern Dienst entzogen werden. Die Sanitätsbehörde bezeugt der Polizeibehörde das Verständniss und die Raschheit mit der jede Hülfe geleistet wurde, die in Beziehung auf die öffentliche Gesundheit nothwendig war.

Grundwasser.

Seit dem 1. Februar wurde das ganze Jahr hindurch täglich im 1., 2., 3., und 4. District die Höhe des Wassers gemessen, welches sich durch den der Stadt unterliegenden Boden erstreckt. Dabei hat sich wie im vergangenen Jahr gefunden, dass entgegen der gewöhnlichen Meinung die Höhe des Grundwassers in seinen Schwankungen nicht vom Steigen und Fallen des Missisippi, sondern von Regen und Dürre abhängig ist. Es wurde ausserdem gefunden, dass diese Höhenschwankungen in den sparsam bebauten Theilen der Stadt und wo in der Nähe des Brunnens keine Gebäude sind, am plötzlichsten und bedeutendsten eintreten.

In Beziehung auf Thermometer, Barometer und Regenfall verhielt es sich folgendermassen in den letzten 6 Monaten des Jahres.

Juli:	Höchster Thermometerstand	+ 91.5 F.	= + 26.44 R.,
	niedrigster „	+ 77 „	= + 20 „
	mittlerer „ f. d. Monat	+ 83.85 „	= + 23.04 „
	mittlerer Barometerstand f. d. Monat	30.06 „	
	Regenfall	5.09 Zoll	
August:	Höchster Thermometerstand	+ 92 „	= + 26.66 „
	niedrigster „	+ 77 „	= + 20 „
	mittlerer „ f. d. Monat	+ 84.45 „	= + 23.48 „
	mittlerer Barometerstand f. d. Monat	30.085 „	
	Regenfall	3.345 Zoll.	
September: .	Höchster Thermometerstand	+ 89.5 F.	= + 25.55 R.,
	niedrigster „	+ 70 „	= + 16.88 „
	mittlerer „ f. d. Monat	+ 81.48 „	= + 21.98 „
	mittlerer Barometerstand f. d. Monat	30.13 „	
	Regenfall	+ 1.99 Zoll.	
October: ...	Höchster Thermometerstand	+ 80 F.	= + 21.33 R.,
	niedrigster „	+ 59 „	= + 12 „
	mittlerer „ f. d. Monat	+ 69.85 „	= + 16.82 „
	mittlerer Barometerstand f. d. Monat	30.21 „	
	Regenfall	2.72 Zoll.	
November: .	Höchster Thermometerstand	+ 81 F.	= + 21.77 R.,
	niedrigster „	+ 38 „	= + 2.66 „
	mittlerer „ f. d. Monat	+ 58.93 „	= + 11.95 „
	mittlerer Barometerstand f. d. Monat	30.10 „	
	Regenfall	6.78 Zoll.	
December: ..	Höchster Thermometerstand	+ 74 F.	= + 18.66 R.,
	niedrigster „	+ 21 „	= + 4.88 „
	mittlerer „ f. d. Monat	+ 53.35 „	= + 9.48 „
	mittlerer Barometerstand f. d. Monat	+ 30.19 „	
	Regenfall	+ 4.52 Zoll.	

Vom Consul des deutschen Reichs, Herrn Hermann Bätjer, zugesendet.

Erster jährlicher Bericht des Gesundheitsraths (board of health) der Stadt Mobile für das Jahr 1871.

Auszüge.

Mobile (Stadt) 30° 39′ N., 88° 15′ W. (Alabama. Vereinigte Staaten von Nord-Amerika), d. 1. Januar 1872.

Der Gesundheitsrath hat sich bemüht die Sterblichkeit durch sanitätliche Verbesserungen zu verringern, indem er von ansteckenden Krankheiten ergriffene isolirte Quellen der Ansteckung zerstörte und durch Quarantaine die Einschleppung böser und pestartiger Krankheiten abzuwehren suchte. Zur Hebung der öffentlichen Gesundheit ist nothwendig, dass die Strassen, die meist noch nicht Pflaster haben, gepflastert werden und auch eine jetzt noch fehlende gehörige Senkung nach den Seiten erhalten, damit das Wasser abfliessen könne. Auch fehlt es an einer genügenden Wasserversorgung der Stadt. Die Strassenreinigung ist noch eine mangelhafte.

Uebrigens wurde durch oben angegebene Bemühungen die Stadt in weit gesunderen Zustand als vordem versetzt, blieb auch demgemäss vom gelben

Fieber verschont, welches in den benachbarten südlichen Staaten herrschte und war die Sterblichkeit, welche durch die gewöhnlichen vermeidbaren Krankheiten (contagiöse und miasmatische) veranlasst wurde, weit geringer als die Durchschnittszahl früherer Jahre. Die allgemeine Sterblichkeit betrug 28.71 per 1000 der Bevölkerung, doch die Sterblichkeit der Weissen allein betrachtet nur 22.41 per 1000, die Sterblichkeit der Farbigen allein betrachtet aber 39.78 per 1000. Die Todtgeborenen sind hierbei nicht mit eingerechnet. Diese Zahlen sind nach dem Census von 1870 zusammengestellt, wo jedoch viele Bürger der Stadt nicht anwesend waren. Die folgende Mortalitätsliste mit in Betracht bezogen, musste die Einwohnerzahl von Mobile hiernach 42703 betragen, wovon 26908 Weisse wären.

Es wurden im Jahre 1871 beerdigt 1118 Personen, wovon 108 todt und zu früh Geborene. Davon waren 603 Weisse und 625 Farbige.

Auf 100 Todte der Farbigen kommen 12.8 Todtgeborene,
„ 100 „ „ Weissen „ 7.6 „

Gehörige Registrirung der Gestorbenen und Geborenen durch den Gesundheitsrath begann erst mit dem 1. Juni des Jahres.

Vom 1. Juni bis 31. December des Jahres starben 689 Personen = 16.13 per 1000 der Bevölkerung = 27.65 für das Jahr berechnet, wovon 352 Weisse und 337 Farbige, davon waren Kinder unter 1 Jahre 146 = 21.19 per 100 aller Gestorbenen, doch waren davon 94 Farbige = 24.89 per 100 der Farbigen und 52 Weisse = 14.77 per 100 der Weissen. Die grosse Sterblichkeit der farbigen Kinder zeigt sich auch noch bis zum fünften und zehnten Lebensjahre, denn während im Alter von 1—5 Jahren 28 weisse Kinder starben, betrug die Zahl bei den Farbigen 56 und im Alter von 5—10 Jahren 12 Weisse und 16 Farbige. 29 der Gestorbenen (14 Weisse und 15 Farbige) waren im Alter über 70 Jahre (1 Farbiger über 100) = 4.2 per 100 aller Gestorbenen. Ausser oben angeführten 689 Gestorbenen gab es noch 71 Todtgeborene (27 Weisse, 44 Farbige), zusammen 760, also kamen auf 100 Beerdigte 9.34 Todtgeborene, oder auf 100 Weisse 7.12 Todtgeborene, auf 100 Farbige 11.55 Todtgeborene.

Von den 760 Beerdigten stammten

aus dem Staate Alabama	461,			
„ anderen Theilen der Verein. Staaten	168,			
zusammen	629	=	82.76 per 100 der Beerdigungen,	
„ Grossbritanien (17 Engländer, 42 Irländer, 3 Schotten)	62	=	8.16 „ 100 „ „	
„ Deutschland	13	=	1.71 „ 100 „ „	
„ Frankreich	8			
„ Canada und Neubraunschweig	4			
„ Oesterreich	3			
„ Italien	3			
„ Manilla	2			
„ Yukatan	1			
„ Sandwichinseln	1			
„ Cuba	1			
„ Spanien	1			
„ Dänemark	1			
„ Holland	1			
„ Schweiz	2			
Unbekannt aus welchem Land	29	=	3.82 per 100 der Beerdigungen.	

Von den 689 Gestorbenen litten an Krankheiten
der Athmungsorgane 61 (30 Weisse, 31 Farbige) = 8.85 per 100,
„ Verdauungsorgane 131 (darunter 16 Dysenterie, 4 Leberentzündung, 1 Lebereiterung), (66 Weisse, 65 Farbige)...................... = 19.01 „ „
An verschiedenen Sumpf- und Küstenfiebern starben 49 (34 Weisse, 15 Farbige).......... = 4.93 „ „

An gelbem Fieber starb 1 Individuum schon krank ankommend, hatte sich die Krankheit in New-Orleans, 29° 57′ 8″ N., 90° 6′ 9″ W., oder in Natchez, 31° 30′ N., 91° 30′ W. zugezogen.

An Darmnervenfieber starben 6 Personen (1 Weisser, 5 Farbige).

An Lungenschwindsucht starben 91 Personen..... = 13,21 per 100.
„ Krankheiten des Gehirns u. übrigen Nervensystems 167 Personen (76 Weisse, 91 Farbige)..... = 24.24 „ „

1 an Sonnenstich, an Kinnbackenkrampf der Neugeborenen 36, 5 Weisse, 31 Farbige.

5 Weisse starben am übermässigen Genuss spirituöser Getränke und Delirium tremens.

Durch Unglücksfälle, Mord und Selbstmord kamen 52 Personen um, Mord 4 (2 Weisse, 2 Farbige), Selbstmord (2 Weisse etc.) = 7.55 per 100.

Die Geburtslisten sind sehr unvollständig, vorzüglich über die Farbigen, besonders wenn wie gewöhnlich, nur ein Negerweib bei der Geburt assistirt.

Meteorologische Beobachtungen.

Morgens 6 Uhr 51 Minuten und Nachmittags 3 Uhr 51 Minuten angestellt (United States Signal Service).

Danach betrug die mittlere Temperatur des

Januar....	+ 49.47 F.	= + 7.76	R.,
Februar...	+ 59.21 „	= + 12.09	„
März.....	+ 63.56 „	= + 14.03	„
April.....	+ 68.85 „	= + 16.38	„
Mai....	+ 73.81 „	= + 18.58	„
Juni......	+ 81.86 „	= + 22.16	„
Juli......	+ 83.26 „	= + 22.76	„
August....	+ 83.82 „	= + 23.03	„
September.	+ 75.57 „	= + 19.36	„
October...	+ 70 „	= + 16.88	„
November.	+ 59.90 „	= + 12.40	„
December..	+ 52 „	= + 8.88	„

Es fiel Regen im:

Januar.....	6.05	Zoll,	vorherrschender	Wind war	S.-O.,
Februar....	3.03	„	„	„ „	S.,
März......	9.79	„	„	„ „	S.-O.,
April......	2.92	„	„	„ „	S.,
Mai.......	6.18	„	„	„ „	S.,
Juni.......	5.18	„	„	„ „	S.-W.,
Juli.......	4.24	„	„	„ „	W.,
August.....	2.71	„	„	„ „	N.-W.,

September . .	3.95	Zoll,	vorherrschender	Wind	war	N.-O.,
October	5.33	"	"	"	"	N.-O.,
November . .	6.48	"	"	"	"	N.,
December . . .	1.36	"	"	"	"	N.

Zusammen 57.22.

Höchster Barometerstand war im:

Januar	Morg.	30.572,	Nachm.	30.518,	niedrigster	Morg.	29.927,	Nachm. 29.861,
Februar . . .	"	30.440,	"	30.359,	"	"	28.826,	" 29.783,
März	"	30.329,	"	30.289,	"	"	29.815,	" 29.774,
April	"	30.447,	"	30.247,	"	"	29.598,	" 29.676,
Mai	"	30.215,	"	30.141,	"	"	28.740,	" 29.800,
Juni	"	30.210,	"	30.152,	"	"	29.893,	" 29.843,
Juli	"	30.222,	"	30.144,	"	"	29.974,	" 29.900,
August	"	30.141,	"	30.120,	"	"	29.832,	" 29.820,
September .	"	30.336,	"	30.293,	"	"	29.855,	" 29.828,
October . . .	"	30.311,	"	30.293,	"	"	29.774,	" 29.746,
November .	"	30.300,	"	30.226,	"	"	29.790,	" 29.793,
December .	"	30.513,	"	30.444,	"	"	30.016,	" 30.030.

In der Quarantaine-Saison vom 1. Juni—15 October kamen 50 Fahrzeuge (darunter 9 Dampfschiffe), mit 18808 Tonnengehalt in den Hafen, von denen 5 Quarantaine halten mussten. Eins dieser Schiffe hatte auf See einen Mann an den Blattern verloren und musste es sich einer Reinigung (Desinfection) unterziehen, ehe es an die Stadt durfte, die andern, weil sie von Gelbfieberhäfen kamen.

Aus dem Berichte des Gesundheitsbeamten Dr. Jerome Cochran entnehmen wir noch Folgendes über Quarantaine.

Gelbes Fieber entstehe nie lokal in Mobile, sondern werde von aussen eingeschleppt, verbreite sich aber alsdann entsprechend dem Zustande der lokalen Verhältnisse. Eine absolut vollständig schützende Quarantaine sowohl gegen gelbes Fieber wie andere ansteckende Krankheiten sei bei dem intensiv gesteigerten Verkehr durch Eisenbahnen und Dampfschiffe fast unmöglich, doch könnten einzelne Verbindungen genügend überwacht werden, so die Posten von Westindien und Südamerika, schwieriger die mit Mexico und New-Orleans und anderen benachbarten Plätzen, doch wohl die Seeverbindung mit letzterer Stadt und die Eisenbahn zwischen Mobile und New-Orleans, wenn auch nicht die indirecte über Land, aber auch schon so wären viele Krankheitskeime abzuhalten und wenn nicht die Stadt ganz vor dem gelben Fieber zu bewahren, doch der Ausbruch zu verzögern, wodurch schon viel gewonnen. Auch in Hinsicht auf andere Infectionskrankheit, besonders Blattern von Europa und Cholera von Ostindien sei die Quarantaine aufrecht zu erhalten, nicht nur für die heissen Monate, sondern das ganze Jahr hindurch, wobei die zu entrichtende Schiffsabgabe, da besonders im Winter der Schiffsverkehr ein grosser, nicht allein die Kosten der Quarantaine-Anstalten aufbringen, sondern noch einen bedeutenden für auch andere Sanitätszwecke zu verwendenden Ueberschuss ergeben werde. Uebrigens bemühten sich die Gesundheitsräthe aller Häfen des Golfes, besonders von New-Orleans und Pensacola (Stadt), 30° 24′ N., 87° 11′ 4″ W. ein solches allgemeines Quarantaine-System einzuführen, das genüge jede Einschleppung des gelben Fiebers an irgend einem

Punkte des Golfes zu verhindern und da dürfe Mobile als wichtiges Glied in der Kette nicht fehlen. Es sei wünschenswerth Einrichtungen zu treffen, um die Waaren der inficirten Schiffe aufnehmen zu können, dass nicht Mannschaften und Passagiere unnöthig lange zurückgehalten würden.

Aus den Medicinalgesetzen entnehmen wir noch folgende Bestimmungen in Beziehung auf Quarantaine.

1) Die Quarantaine-Station soll bei Mobile Point sein, hinter oder im Norden von Fort Morgan oder an solchem anderen Platze, wie ihn der Stadtrath bestimmen wird.

2) Der Quarantaine-Arzt soll in jedem Falle die Länge der Zeit bestimmen, während welcher ein Fahrzeug und die Personen an Bord desselben in Quarantaine zu bleiben haben.

3) Es ist die Pflicht der Lootsen oder anderer Personen, welche ein Fahrzeug in die Bai von Mobile bringen, eine Flagge in halber Höhe am Fockmast aufziehen zu lassen, bis der Quarantaine-Arzt das Fahrzeug besucht hat.

4) Keine Person soll ohne Erlaubniss des Quarantaine-Arztes ein Fahrzeug in Quarantaine verlassen oder besuchen.

5) Der Quarantaine-Arzt soll jeden Sonnabend um 12 Uhr Mittags dem Gesundheitsrath einen Bericht über die Zahl und Klasse der in Quarantaine gebrachten Fahrzeuge abstatten, auch die Zahl der im Quarantaine-Hospital behandelten Kranken und die Natur ihrer Krankheit angeben, zugleich mit dem Betrag der gesammelten Abgaben und alles andere Wichtige, was mit der Station im Zusammenhange steht.

6) Alle Fahrzeuge in Quarantaine sollen während des Tages eine Flagge in halber Höhe des Hauptmastes tragen, in der Nacht an derselben Stelle eine Laterne.

7) Jede Verletzung dieser Regeln und Vorschriften sollen vom Major durch eine zu zahlende Summe bestraft werden, die aber 50 $ nicht überschreiten darf.

Schiffsführer, Seeleute, Passagiere, die in Beziehung auf ein einer ansteckenden Krankheit verdächtiges Schiff oder einen inficirten Hafen, von dem sie kamen, auf abgelegten Eid einem betreffenden Gesundheitsbeamten Auskunft verweigern, Quarantainebruch und dergleichen werden theils mit Strafen von 100 und 200 $ bedroht, oder auch mit Gefängniss bestraft, es sind überhaupt die detaillirtesten Vorschriften zur Durchführung einer genauen Quarantaine gegeben und müssen ausserdem per Tonne jedes Fahrzeugs innerhalb 5 Tagen als Quarantaine-Abgabe 2 Cent entrichtet werden etc.

Zur Verbesserung der öffentlichen Gesundheit wurde Vielerlei unternommen. Am 18. Juni wurde eine erste Inspection aller Häuser begonnen und in 3 Wochen beendet, dabei fand man 300 der verschiedensten und grossen Schäden, deren Beseitigung fast 1 Monat in Anspruch nahm. Im August, September, October wurden Ställe und Strassen besichtigt. Bei dieser Gelegenheit fand man, dass in denjenigen Theilen der Stadt, wo moderndes Holz, feuchte Höfe und Häuser vorhanden, entsprechend böse Sumpffieberformen vorkommen, mit grosser Erschlaffung der Kräfte (asthenic malarial fever with great prostration of strength) gelber Haut- und Augenfärbung, so dass Verwechselung mit gelbem Fieber veranlasst werden konnte. Viele dieser Kranken hatten zu andern Zeiten schon gelbes Fieber gehabt. In den Vorstädten, wo Sumpffieber vorhanden, liessen sich dieselben ebenfalls in Zusammenhang bringen mit Sumpfland und stehendem Wasser, welches sich zum Theil da gesammelt hatte, wo während des

Bürgerkrieges zur Errichtung der Vertheidigungswerke tiefe nnd lange Ausgrabungen gemacht worden waren. Es wurden im Ganzen 11500 Inspectionen vorgenommen. Wie schon oben angeführt, sind die meisten Strassen nicht gepflastert, auch fehlt es an Untergrund-Drainage. Für die Pflasterung wird des mangelnden Steinmaterials und der Kosten wegen in der Nähe der Stadt reichlich zu habendes gutes gelbes Fichtenholz empfohlen, welches, gehörig chemisch präparirt, damit es nicht so leicht vermodere, eine passende Decke der Wege abgeben werde. Uebrigens besteht der Boden Mobiles aus Sand von einigen Fuss Dicke und fällt der Staub im Sommer lästig. Das Abortsystem ist noch nicht gehörig geordnet, Klosets und Siele sind nicht vorhanden, der Untergrund der Stadt wird durch Excremente inficirt. Da der Einrichtung von Sielen andere Gründe und besonders die Kosten entgegenstehen, wird Abfuhrsystem, wasserdichte Gruben, Desinfection u. dergl. vorgeschlagen.

Vor dem Januar 1871 bestand der Gesundheitsrath von Mobile aus dem Präsidenten, Vicepräsidenten und Secretair der medicinischen Gesellschaft der Stadt, wodurch, da dieselben jedes Jahr wechselten und es an bezahlten verantwortlichen Beamten also fehlte, die Interessen der öffentlichen Gesundheitspflege litten. Seitdem ist darin Aenderung eingetreten, dass die medicinische Gesellschaft den Gesundheitsrath, bestehend aus 5 Mitgliedern, auf 5 Jahre erwählt, von denen jedes Jahr eins austritt. Der Gesundheitsrath hinwiederum wählt seinen Präsidenten und Secretair aus sich selbst, ausserdem noch einen Gesundheitsbeamten (health officer) auf 2 Jahre, dessen Wahl der Bestätigung des Mayors der Stadt bedarf, wie auch seine Absetzung, und schlägt den Behörden der Stadt den zu ernennenden Quarantaine-Arzt vor. Der health officer ist der Executiv-Beamte des Gesundheitsraths und ist Hygieiniker der Stadt ex officio.

Die medicinische Gesellschaft verdankt ihre Autorität einem Gesetze des Staates Alabama vom 21. December 1843.

Für den Gesundheitsrath wurden im Jahre 1871 ausgegeben (Honorar, Druck, Feuerung etc.) 2087.28 $, die Ausgaben für die Quarantaine-Station betrugen 2045.43 $, zus. 4132.71 $. Die Quarantaine-Station brachte ein 274.04 $, also betrugen die Kosten des Gesundheits-Departements im Ganzen 3858.67 $.

Der health officer hat einen Gehalt von 2000 $ und muss eine Caution von 5000 $ als Bürgschaft dafür stellen, dass er seine Pflichten gehörig erfüllt. Er hat die allgemeine Oberaufsicht über den Gesundheitszustand der Stadt, muss auf die Ausführung aller Sanitätsgesetze achten, wenigstens einmal in der Woche eine Beobachtungstour durch alle Theile der Stadt machen, und wo er irgend etwas der öffentlichen Gesundheit Gefährliches vorfindet, soll er entweder die Ausführung der bestehenden Verordnungen zur Beseitigung von Dergleichen veranlassen, oder wenn betreffende Verordnungen nicht existiren, soll er dem Gesundheitsrath einen genauen Bericht über das Gefundene abstatten und die nach seiner Meinung nöthigen Beseitigungs-Vorschläge machen Er soll fleissig nach den Ursachen aller Fälle von bösartigen, ansteckenden und miasmatischen Krankheiten forschen, sofortige Massregeln veranlassen, um die Ausbreitung derselben zu verhindern und den Thatbestand dem Gesundheitsrath berichten. Er muss ferner immer für gute Vaccine sorgen und sie unentgeltlich den Aerzten der Stadt liefern. Auch muss er alle armen Leute, welche deshalb nach dem Medicinalbureau kommen, impfen und besonders dafür Sorge tragen, dass alle ungeimpften Personen, die in der Nachbarschaft eines Hauses wohnen, in dem die Blattern herrschen, geimpft werden. Er hat ferner als Agent des Gesundheitsraths von Zeit zu Zeit die Quanrantaine-Station zu besuchen und darauf zu achten, dass die Zwecke der Quarantaine gehörig erfüllt werden. Im Medicinalbureau hat er ein Beschwerdebuch zu halten, in welchem jeder Polizeibeamte oder jeder Bürger anmerken kann, wenn er irgend der Gesundheit Schädliches beobachtet hat, dann hat der health officer wiederum dafür zu sorgen, dass das Nöthige für Beseitigung der Uebelstände geschehe, gemäss den Gesetzen etc.

Der Secretair des Gesundheitsraths hat einen Gehalt von 500 $ und ist Registrator für die Statistik der Geburten und Sterblichkeit und für andere Sanitäts-Statistik, die etwa vom Gesundheitsrath verlangt wird. Er muss in seiner Statistik Weisse und Schwarze besonders aufführen. Er überwacht die gehörige Ausstellung der Todtenscheine, und nur wenn dieselben dem Gesetz gemäss verfasst sind, gestattet er die Beerdigung. Wo kein passender Todtenschein von einem Arzt erlangt werden kann, muss der health officer den Todten besichtigen, und wo es ihm nöthig scheint, den gerichtlichen Leichenbeschauer (coroner) in Kenntniss setzen u. dergl. m., was zu einer gehörigen Handhabung einer öffentlichen Gesundheitspflege nöthig ist. So wurde in den 7 Monaten vom Juni bis December incl. bei 700 Todten wegen fehlender regelmässiger ärztlicher Behandlung 174 Mal = $22._9$ pr. 100 aller Gestorbenen vom health officer und 57 Mal = 7.5 pr. 100 aller Gestorbenen vom coroner der Todte besichtigt, auch eine Reihe von Verordnungen für die Bürger der Stadt erlassen: Verbot von Schlachthäusern u. dergl. innerhalb derselben und sonstige Reinlichkeitsvorschriften, deren Uebertretung gewöhnlich mit einer Strafe bis zu 50 $ belegt wird.

Vom Consul des deutschen Reichs, Herrn J. W. Jockusch.

Galveston, 29° 12′ N., 94° 48′ W. (Texas), d. 15. Juni 1873.

In dem nun zu Ende gehenden Halbjahre sind Cholera, gelbes Fieber und Sumpffieber nicht vorgekommen, dagegen Dysenterie in einzelnen Fällen.

Die erwähnten Krankheiten traten in den letzten Jahren an Bord deutscher Schiffe nicht auf, auch ist Galveston im Allgemeinen so gesund wie jeder andere Platz, ausgenommen, wenn Gelbfieber eingeschleppt worden ist, das hier im Platze selbst nicht entsteht. Die Jahreszeit, in welcher Gelbfieber auftritt, wenn es überhaupt zum Vorschein kommt, umfasst ungefähr die Monate August und September. Es ist übrigens seit 1867 kein Fall von dieser Krankheit zur offiziellen Kenntniss gekommen und nimmt man an, dass die am 15. Juni jedes Jahres in Kraft tretende Quarantaine gegen alle Häfen südlich vom 25. Breitengrade das Fieber abhält.

Seeleute finden in öffentlichen wie in Privat-Anstalten Aufnahme, natürlich auf Kosten des Schiffes. Zwei Anstalten sind besonders hervorzuheben: 1) das City-Hospital und 2) das Hospital der barmherzigen Schwestern, an denen Beiden tüchtige Aerzte in Thätigkeit sind.

Vom Consul des deutschen Reichs, Herrn Ed. A. Claussen.

Tampico, 22° 16′ N., 97° 46′ W., den 26. Juni 1873.

Seit dem Bericht vom 25. November 1870 hat hier weder gelbes Fieber noch Cholera geherrscht. Sumpffieber (Fiebres) treten hauptsächlich während der Regenzeit (Juni—September heftiger auf, enden jedoch bei gehöriger ärztlicher

Behandlung selten tödlich. Chinin und Abführmittel (Ricinusöl) sind die dabei nützlichsten Medicamente.

In Tampico werden keine statistischen Berichte über die Zahl der Sterbefälle angefertigt.

Anmerkung. Dem Jahresberichte über die Leistungen und Fortschritte in der gesammten Medicin, herausgegeben von Rud. Virchow und Aug. Hirsch. Berlin. 1873, entnehmen wir nach einem Berichte des Franzosen Douillé, dass Tampico 1868 4500 Einwohner hatte und 22 weniger geboren wurden als starben und 1869 35 weniger. Die Stadt liegt am linken Ufer des Flusses Panuco, überall von Sümpfen und breiten Lagunen umgeben. Die Monate Januar bis incl. Mai sind von fast absoluter Trockenheit 1870—71 bei sehr grosser Trockenheit und sollen zu den gesündesten Jahren gehört haben. Jähe Temperaturwechsel im Umfang von 27° sind im selben Monat beobachtet worden. Alle möglichen kalten Fieber, viel Lungenschwindsucht (Tuberculosis) und Syphilis seien vorhanden, auch Dysenterien und Hautkrankheiten.

Vom Consul des deutschen Reichs in Vertretung Herrn F. L. Michaelis zugeschickt.

Bericht über die in Vera Cruz, 19° 11′ N., 96° 11′ W., während der letzten sechs Jahre beobachteten Krankheiten, von Dr. Carl Heinemann in Vera Cruz, d. 24. Februar 1873. (Separatabdruck aus Virchows Archiv.)

Einige Auszüge.

Vera Cruz wird im Halbkreis von Dünen, den sogenannten Medanos umgeben, deren Entfernung von etwa 600—3000 Schritt schwankt. Der Raum zwischen diesen Sandhügeln und der Stadt ist aber nur nach Nordwesten und Westen eine Sandebene, nach Süden und Südosten dagegen Sumpfland, auf welchem auch der grösste Theil der Vorstädte aufgeführt ist. Hinter den Dünen ist das Land Stunden weit sumpfig. Sumpffieber (intermittirende und remittirende) gehören in Vera Cruz, sowie an der ganzen Küste des mexikanischen Golfes, zu den häufigsten Erkrankungen. In Beziehung auf Sterblichkeit nehmen sie den nächsten Rang nach gelbem Fieber und Lungenschwindsucht ein. Sie fehlen in keiner Jahreszeit, sind aber am häufigsten in den Monaten vom Beginn der Regenzeit, etwa Mitte Juni, bis einige Monate nach Beendigung derselben, etwa Mitte December. In den ersten Monaten des Jahres wird ihre relative Seltenheit durch die weit vorgeschrittene Austrocknung der zahlreichen Sümpfe und die häufig wehenden starken Nordstürme erklärt. Bei den schwereren dieser Fieber kommt zugleich öfters Gelbsucht und ein entzündliches Nierenleiden vor, wobei weniger und eiweisshaltiger, zeitweise kein Urin gelassen wird und oft durch die so bedingte Blutvergiftung (Uraemie) der Tod eintritt. Auch epilepsiartige, aber im Allgemeinen nicht gefährliche Anfälle kommen dabei vor, ebenfalls Blutandrang nach den Athmungsorganen, am seltensten aussetzende (intermittirende) Dysenterie.

Gelbes Fieber erlischt in Vera Cruz niemals vollkommen, doch ist es als Epidemie gewöhnlich nur in den Monaten von April bis September vorhanden, dagegen sind Matamoros, 26° N., 97° W., Tampico, 22° 16′ N., 97° 46′ W., Nautla, 20° 12′ N., 96° 53′ W., Tuxpam, 20° 57′ N., 97° 28′ W., Alvarado, 18° 49′ N., 95° 42′ W., Minatitlan 17° 53′ N., 94° 35′ W., Campeche, 19° 40′ N., 92° 30′ W. Jahre hindurch ganz frei davon.

In Tuxpam, Stadt von 4000 Einwohnern, war die Krankheit seit 1838 nicht vorgekommen, damals bei Gelegenheit von Truppenanhäufungen. Während der letzten europäischen Intervention, nach Schliessung des Hafens von Vera Cruz durch die Mexikanische Regierung, als die Schiffe von dort nach Tuxpam zum

Löschen gingen und ebenso 1863, wo die fälligen Schiffe von Europa, New-Orleans und Havanna direct auf Tuxpam dirigirt wurden, gab es eine heftige Gelbfieber-Epidemie, die längst der Strassen bis Guachinongo und Jiro bis ins Innere drang. Die Bewohner von Tuxpam starben wie die fremden Seeleute und Maulthiertreiber (Arrieros). Nach der Einnahme Mexikos durch die Franzosen wurde der Hafen von Vera Cruz wiedergeöffnet und die Epidemie schwand aus Tuxpam, ist auch bis jetzt nicht wiedergekehrt. 1860 kam die Krankheit in Minatitlan vor, als der Fluss mehr als gewöhnlich ausgetreten war, es starben besonders viele der eingeborenen Indianer, welche in den Mahagoniholzschlägereien beschäftigt waren. Oft bleibt die Krankheit auf den Ausgangspunkt beschränkt, zuweilen wandert sie weiter ins Land hinein, den Verkehrsstrassen folgend, so von Tampico nach Tantima, Panuro, Ozuluama, von Nautla, 20° 12′ N., 96° 53′ W., nach Jicaltepec, 20° 7′ N., 96° 58′ W., und Papantla, 20° 20′ N., 97° 16 W., von Vera Cruz bis nach Cordova, 18° 52′ N., 96° 53′ W. und wie in diesem Jahre der Fall war, nach Tlarotalpam, von Alvarado, 18° 49′ N., 95° 42′ W., nach Tlarotalpam und den beiden Tuxtlas, St. Jago Tuxtla, 18° 27′ N., 95° 11′ W., St. Andres Tuxtla 18° 23′ N., 95° 5′ W.

Es giebt nur eine Acclimalisation in Vera Cruz in Beziehung auf das gelbe Fieber, nämlich die Krankheit durchgemacht zu haben. Die Fälle sind garnicht selten, dass Fremde nach mehrjährigem Aufenthalt und nachdem sie heftige Epidemien glücklich überstanden haben, doch noch von der Krankheit ergriffen worden und auch daran starben. Der Berichterstatter hat nur eine Winterepidemie beobachtet, von December 1867 bis Januar 1868.

Von besonderem Einfluss auf Entstehung der Krankheit scheinen die der eigentlichen Regenzeit vorhergehenden ersten Regengüsse zu sein, welche bei der dann herrschenden starken Hitze einen höchst unbehaglichen, drückenden Zustand der Atmosphäre hinterlassen.

Nur grössere Ortschaften werden befallen, kleinere Ansiedlungen sind frei. Es steht aber fest, dass, sobald grössere Menschenanhäufungen an irgend einem Punkte der Ostküste stattfinden, die Krankheit auftreten kann. Den Ausbruch des gelben Fiebers bei den einzelnen Individuen begünstigen: Erkältungen, directe Einwirkung der Sonnenhitze, körperliche Anstrengungen und geistige Aufregungen, Excesse im Essen und Trinken. In Beziehung auf Ansteckung der Krankheit ist man in Vera Cruz getheilter Meinung darüber, ob der Kranke selbst ansteckend sei, doch ist man vollkommen einverstanden in Beziehung darauf, dass Waarentransporte zu Wasser wie zu Lande die Krankheit übertragen. Dr. Heinemann selbst enthält sich noch des Urtheils, auch beklagt derselbe, dass wegen nicht gut eingerichteter Spitäler keine Gelegenheit sei, wissenschaftliche (mikroskopische) Untersuchungen anzustellen.

Dr. Heinemann behandelt einen frischen Gelbfieberfall folgendermassen:

1. Tag. Senffussbad, eiskalte Compressen auf den Kopf, Einwickelung in wollene Decken, Abführmittel von Ricinusöl oder Sennaaufguss mit Tamarindenmuss und Seignette-Salz oder citronensaurer Magnesia.

2. Tag. Im Verlaufe des Tages im Ganzen 1 Gramme 24 Centigramme bis 2 Gramme 5 Centigramme Chinin in Lösung stundenweise zu geben, während die kalten Compressen fortgesetzt werden.

3. Tag. Erneutes Abführmittel. Tritt vollkommener Nachlass des Fiebers ein, so ist damit die ärztliche Behandlung abgeschlossen, nur hüte man sich, die

Transpiration zu unterbrechen, und sei noch einige Tage vorsichtig in Beziehung auf Nahrung, damit keine Diätfehler gemacht werden (man meidet oft mit übergrosser Angst einige Schluck Milch oder Bouillon, während ohne Scheu sehr schwer verdauliche Medikamente gegeben werden).

War der Nachlass des Fiebers kein vollständiger, so verfährt man je nach den Umständen. Bei fortdauerndem Fieber von Neuem Chinin; stellt sich nach vorübergehender Erleichterung wieder Schwere im Kopfe ein, setze man Blutegel hinter die Ohren; gegen Magenschmerz Blutegel an die Magengegend oder ein Blasenpflaster; bei stockender Stuhlentleerung wiederholte Abführmittel und Klystiere; gegen die Blutungen in der 3. Periode der Krankheit Eispillen, Schwefelsäure und Eisenpräparate. Die Anwendung von Reizmitteln und die Bemessung der Nahrungszufuhr muss dem Tact des behandelnden Arztes überlassen werden. Wenn der Tod eintritt, so erfolgt er am 3. oder 5., am häufigsten am 7. Tage, doch kann er sich auch bis zum 9. und 11. Tage verzögern.

Typhöse Fieber sind sehr selten. Dr. Heinemann hat während 6 Jahren keinen einzigen Fall beobachtet, Aehnliches gilt von Tuxpam und Tampico, die ebenfalls im heissen Küstenlande liegen, während die Krankheit in der Hauptstadt Mexico, 19° 25.8′ N., 99° 5.1′ W., besonders häufig ist. Wenn Gegentheiliges in den officiellen Sterbelisten von Vera Cruz vorkommt, so ist dem kein Werth beizulegen.

Dysenterie kommt nicht sehr oft vor, dagegen häufig und bösartig in Oaxaca, 17° 8′ N., 97° 16′ W.

Diphtheritis gehört zu den beständigen Plagen der Bevölkerung und fordert alljährlich, ohne an irgend eine Jahreszeit gebunden zu sein, besonders unter den Kindern, viele Opfer.

Scharlach war während der letzten 6 Jahre nicht vorhanden, Masern 1868 und 1871 epidemisch; Blattern fast alle Jahre in beschränkter Weise, im Sommer 1871 ausserordentlich heftig, forderten viele Opfer. Der Widerstand der Bevölkerung gegen die Impfung und die Nachlässigkeit, mit welcher dieselbe, obgleich gesetzlich angeordnet, ausgeführt wird, erklärt genügend die Bösartigkeit der Krankheit.

Syphilis, Tripper und damit zusammenhängende Krankheiten sind sehr häufig.

Vom Consul des deutschen Reichs, Herrn J. Fr. Lahmann.

San José de Costa-Rica, 9° 58′ N., 84° 5′ W., d. 16. Mai 1873.

In den Häfen Costa-Ricas, Punta arenas 9° 59′ N., 84° 35′ W., am stillen, Limon, am atlantischen Ocean, haben seit Anfang dieses Jahres weder gelbes Fieber noch Cholera geherrscht, dahingegen traten Sumpffieber und Dysenterie vereinzelt auf, aber weniger in Punta arenas als in Limon, da es diesem erst kürzlieh eröffneten Hafen noch an Zuleitung von gutem Trinkwasser fehlt und sein erst jüngst der Wildniss entrissener Boden noch den Prozess der Zersetzung der früheren urwaldlichen Ablagerungen durchmachend, die Luft mit Miasmen schwängert. Die Zahl der an diesen Krankheiten in letzter Zeit Gestorbenen liess sich nicht erfahren, doch haben Mannschaften deutscher Schiffe in genannten Häfen nicht mitgekrankt. Als bewährte Mittel gegen Dysenterie werden von Limon aus schwefelsaures Chinin, Limonade und Codein (Opium-Präparat) gerühmt. In jedem der beiden Häfen befindet sich ein von der Regierung angestellter Hafenarzt. Punta arenas hat ausserdem ein Hospital zur Aufnahme erkrankter Seeleute.

Vom Vice-Consul des deutschen Reichs, Herrn Willem P. Maal.

Colon (Aspinwall), 9° 25′ N., 80° W. (Vereinigte Staaten von Columbia), den 4. September 1873.

Die Insel, auf welcher Colon liegt, ragt nur wenige Fuss über den Meeresspiegel hervor und ist in Folge davon, namentlich während der Regenzeit, nichts als ein grosser Sumpf. Dem gemäss herrschen hier Wechsel- und andere Sumpffieber, doch hat sich der Gesundheitszustand des Platzes, seitdem er durch die Panama Eisenbahn-Gesellschaft gegründet wurde, bedeutend gebessert, indem, wo früher Wasser stand, sich jetzt Häuser und Strassen, Gärten und sonstige Anpflanzungen erhoben haben, auch werden die Regen von Jahr zu Jahr weniger heftig.

Im letzten Vierteljahre waren die Gesundheitsverhältnisse im Ganzen gut.

Gelbes Fieber herrscht hier nicht, nur ein Fall davon ist in den letzten 5 Jahren vorgekommen. Gleichfalls ist der Ort, ausgenommen einen einzigen Fall von Cholera, der Ende vorigen Jahres durch eine deutsche Brigg mitgebracht wurde, von Cholera verschont geblieben. Dysenterie kommt nur äusserst selten vor. Krankheiten, welche sich hier am meisten zeigen, sind Beschwerden des Unterleibes und Wechselfieber (kalte Fieber), und das hauptsächlich während der Regenzeit, die, einige Unterbrechungen abgerechnet, gewöhnlich von Juli bis Ende December anhält. Auch diese Krankheiten nehmen selten einen gefährlichen Charakter an, hinterlassen aber oft eine sehr grosse Schwäche.

Die Mannschaften der deutschen Schiffe, welche während der letzten 3 Monate in diesen Hafen einliefen, haben an keinen Krankheiten gelitten.

Die Sumpffieber werden am besten durch Chinin in grossen Quantitäten und leichte Abführungsmittel behandelt. Die Behandlung der Unterleibsbeschwerden ist der in nördlicheren Breiten gleich.

Um dem Fieber vorzubeugen, ist Mässigkeit im Gebrauch von Spirituosen, Vermeidung aller frischen Früchte, Unterbrechung der Arbeit während der Sonnenhitze und Vermeidung des nächtlichen Thaues zu empfehlen.

Es existirt hier ein vor langen Jahren durch die Panama Eisenbahn-Gesellschaft errichtetes gutes Hospital, welches unter der Leitung zweier tüchtiger Aerzte steht.

Anmerkung.

Von dem Medicinal-Inspector Herrn Dr. Kraus zugesendet.

(Aus dem Berichte des Polizeiarztes Herrn Dr. Reincke, nach Mittheilungen des Schiffsarztes Herrn Dr. Notter.)

Das der Hamburg-Amerikanischen Packetfahrt-Actien-Gesellschaft gehörende Schiff »Borussia« (Bemannung: 80 Personen und 6 Passagiere) traf, über St. Thomas, La Guayra, Porto Cabello, Curaçao kommend, den 24. Juli in Colon ein, verliess den Platz wieder am 26. Juli und traf in Sabanilla am 28. Juli ein, verliess den Platz am 2. August, traf wieder ein in Colon am 3. August und verliess dasselbe wieder am 6. August, um über Curaçao, Porto Cabello, La Guayra, Trinidad (Ankunft den 14., Abfahrt den 17. August) nach Europa zurückzukehren (Ankunft in Southampton den 3., in Hamburg den 6. September). Vom 6. August angefangen bis zum 25. August incl. erkrankten auf dem Schiffe an Sumpffiebern mit häufigen Rückfällen und Uebergang der einen Krankheitsform in die andere (Remittens in Intermittens und umgekehrt) 28 Personen (darunter kein Passagier) = 35 % der Bemannung. In allen 28 Fällen lagen die Kranken schwer darnieder und hatten sehr bedeutende Milzanschwellung, in 8 Fällen schwebten die Kranken in Lebensgefahr, und starb Einer, ein Koch, am 7. Tage der Erkrankung. Rückfälle waren häufig und zeigten sich unabhängig in ihrem Typus von der Form der ersten Erkrankung. Bei der Intermittens kamen die Anfälle täglich (quotiodian) oder einen um den andern Tag (tertian) vor. Selbst in Hamburg kamen noch Rückfälle vor, besonders häufig waren sie am 3. September in Southampton, wo auf schönes Wetter plötzlich Regen und kalte Winde folgten, doch war die Häufigkeit der Rückfälle auch dadurch begünstigt, dass unterwegs das Chinin ausging. Als Ladung hatte das Schiff vor Allem Häute, die es in Sabanilla eingenommen hatte und die oft merklich gerochen haben sollen, ausserdem Taback und Kaffe vom Orinoco, daneben Angustura-Bittern.

In Beziehung auf die Ursache der Erkrankungen ist zu bemerken, dass beim zweiten Aufenthalte des Schiffes in Colon, vom 3.—6. August, daselbst das sogenannte Colonfieber herrschte, unter dem auch die Mannschaften anderer Schiffe zu leiden hatten. Hier kamen alle Mannschaften an Land, während in Trinidad nur der Capitain und ein Officier dasselbe betraten, die beide später gesund blieben, was gegen die unter der Mannschaft verbreitete Meinung spricht, dass Trinidad die Krankheit verursacht habe, weil die grosse Mehrzahl der Erkrankungen (24) nach Trinidad auftrat. Die hier eingenommenen Kohlen und Wasser werden als Ursache beschuldigt. Es kamen aber die Kohlen von einem Schiffe, das dieselben in Europa eingenommrn hatte, und wurden die Leute, die auf der »Borussia« am meisten damit zu thun hatten, am wenigsten befallen. Mit dem Trinidad-Wasser wurde zugleich Colon- und Porto Cabello-Wasser benutzt, und zeigten sich die Erkrankungen unabhängig vom Genuss der verschiedenen Wassersorten. Das Sumpffieber, von dem 4 Fälle ja schon vor Trinidad ausbrachen, kann, wie bekannt, längere Zeit im Körper schlummern und verschiedenerlei Gelegenheit den Ausbruch veranlassen, so bei Trinidad höchst anstrengende Arbeit, bei grosser Hitze begonnen, unterbrochen alsdann durch heftige kalte Regenböen Demnach spricht Vieles dafür, dass die Krankheitskeime in Colon aufgenommen wurden. Die Krankheitsvertheilung war folgendermassen:

Es befanden sich an Bord.		Davon erkrankten überhaupt.	Davon erkrankten schwer.	Davon starben.
Capitän	1	—	—	—
Officiere	4	2	1	—
Arzt	1	—	—	—
Arztgehülfe	1	—	—	—
Proviantmeister	1	1	1	—
Proviantmeistergehülfe	1	—	—	—
Zimmerleute	2	1	—	—
Bootsleute	2	1	—	—
Quartermeister	4	1	—	—
Segelmacher	1	—	—	—
Matrosen	17	9	2	—
Jungen	3	—	—	—
Klempner	1	—	—	—
Bäcker	1	—	—	—
Köche	2	1	1	1
Kochsmaat	2	2	—	—
Stewardess	1	1	—	—
Obersteward	1	—	—	—
Stewards	5	—	—	—
Ingenieure	4	2	—	—
Assistenten	2	1	—	—
Kesselschmied	1	—	—	—
Heizer	10	4	2	—
Trimmer	11	1	1	—
Conditor	1	—	—	—
Passagiere	6	—	—	—
	86	27	8	1

Uebrigens kamen ausser den Sumpffieberfällen noch vielfache Erkrankungen an leichtem continuirlichen Fieber, an Nesseln und Nervenschmerzen (Neuralgien) vor, in den ersten Tagen nach Trinidad dazu sehr heftige Schnupfen, die die Leute sehr angriffen.

Vom auswärtigen Amte in Berlin zugesendet.

Bericht des Minister-Residenten und General-Consuls des deutschen Reichs, Herrn Dr. jur. Hermann Albert Schumacher.

Santa Fé de Bogota, 4° 39′ N., 74° 12′ W. (vereinigte Staaten von Columbia), den 17. September 1873.

Ueber den Gesundheitszustand von Panamá, 8° 58' N., 79° 18' W. 14,290 Einwohner (Zählung von 1871). (Nachtrag zu dem Berichte vom März dieses Jahres.)

Im December des Jahres 1872 war die Sterblichkeit in Panamá eine sehr starke, in Folge einer Epidemie, die aus den atlantischen Gegenden eingeschleppt worden war. *)

Die Dysenterie hat mit der Zahl der Fremden zugenommen und ist besonders für ärmere Leute, die meist daran leiden, gefährlich, da der Kranke vieler Pflege bedarf und auch während der Reconvalescenz noch sehr vorsichtig leben muss.

Auch Krampfübel, die in heissen Klimaten häufiger, als in gemässigten sind, sind jetzt in Panamá mehr als früher vorhanden. Was gewöhnlich »sieben Tag-Uebel« genannt wird und meistens Kinder eine Woche nach der Geburt ergreift, ist ein Krampf, der als Folge von Unreinlichkeit eintritt und in den untern Klassen sehr verbreitet ist. Ueber die Todesursachen in nachfolgender Tabelle ist nichts Genaueres zu ermitteln gewesen, meistens wird Phthisis (Schwindsucht) angegeben, worunter ja aber Mehreres zu verstehen ist.

Die Sterblichkeit des männlichen Geschlechts überragte die des weiblichen.

Es starben im Jahre 1872 in Panamá 461 Personen = 32.3 per 1000 der Bevölkerung, davon waren 277 männlich = 58.6 % aller Gestorbenen und 184 weiblich.

Innerhalb des 1sten Lebensjahres starben 49 Kinder (25 männlich und 24 weiblich) = 10.6 % aller Gestorbenen, im Alter von 20—40 Jahren incl. starben 211 Personen (136 männlich und 75 weiblich) = 45.8 % aller Gestorbenen, im Alter von 70 Jahren und darüber starben 22 Personen (9 männlich und 13 weiblich) = 4.8 % aller Gestorbenen.

Es kamen Todesfälle auf den:

Januar	Februar	März	April	Mai	Juni
37	29	39	30	37	37
(29 m., 8 w.),	(20 m., 9 w.),	(26 m., 13 w.),	(19 m., 11 w.),	(17 m., 20 w.),	(23 m., 14 w.),
Juli	**August**	**September**	**October**	**November**	**December**
31	41	33	30	44	73
(19 m., 12 w.),	(22 m., 19 w.),	(21 m., 12 w.),	(17 m., 13 w.),	(20 m., 24 w.),	(44 m., 29 w.).

Vom Consul des deutschen Reichs Herrn C. W. Schumann.

St. Jago de Cuba, 20° N., 76° W., den 15. September 1873.

Der Gesundheitszustand der Stadt und Umgegend hat sich in den letzten 10 Jahren bedeutend gebessert. Während in früheren Jahren unser Platz eine traurige Berühmtheit wegen der hier herrschenden Krankheiten erlangt hatte, erfreuen wir uns jetzt eines Gesundheitszustandes, wie man ihn sich hier kaum besser wünschen kann. Weder gelbes Fieber, Sumpffieber noch Dysenterie sind in letzterer Zeit epidemisch aufgetreten, nur einzelne Fälle davon kamen vor, die meist einen günstigen Verlauf nahmen, doch sind ziemlich zahlreiche Fälle von Dysenterie unter den spanischen Soldaten als Ausnahme zu verzeichnen, die ihre Ursache in den ausserordentlichen Strapazen, Beschwerlichkeiten und Entbehrungen derselben auf ihren Zügen gegen die Insurgenten haben. Ueber Cholera ist zu bemerken, dass dieselbe im Jahre 1871 mit ungewöhnlicher Stärke auftrat

*) Im letzten Berichte war von einem billiosen, intermittirenden Fieber die Rede.

und viele Opfer forderte, wir hatten in unserer Stadt von ungefähr 35,000 Einwohnern bis 120 Sterbefälle per Tag. Glücklicherweise hat aber die Krankheit nur kurze Zeit angehalten und ist seitdem nicht wieder aufgetreten.

Die überraschende Besserung in dem Gesundheitszustande unseres Platzes ist indess nicht in einer veränderten Behandlung der Krankheit zu suchen, denn dieselbe besteht nach wie vor bei dem gelben Fieber in Abführungsmitteln und Erfrischungen (Limonaden etc.), nur ist man mehr und mehr von dem starken Aderlassen zurückgekommen.

Die ärztliche Praxis befindet sich in den Händen tüchtiger, theils spanischer, theils französischer Aerzte, die ihre wissenschaftliche Bildung an den Universitäten der vereinigten Staaten oder Europas genossen haben. Kranke Seeleute finden in einem Civil-Hospital, dem unter Aufsicht der spanischen Regierung 2 tüchtige Aerzte vorstehen, für 1 $ per Tag gute Pflege. Die erkrankten Soldaten werden in einem besonderen Militair-Hospital behandelt. Ausserdem giebt es hier noch verschiedene Privathospitäler, die unter Leitung ihrer respectiven Hausärzte stehen. In einzelnen Fällen sind kranke Seeleute auch in Familien untergebracht worden, wo sie ebenfalls gute Behandlung gefunden haben.

Von Matrosen deutscher Schiffe haben in den letzten 12 Monaten keine an den genannten Krankheiten gelitten. Um dieselben zu verhüten, ist vor allen Dingen Mässigkeit im Genuss geistiger Getränke und desgleichen von Früchten dringend zu empfehlen, auch sollten die Kapitaine strenge darauf achten, dass keiner ihrer Leute Nachts auf Deck schläft. Das sofortige Consultiren eines Arztes, sobald die Leute zu gleicher Zeit an Kopf- und Rückenschmerzen leiden, ist besonders zu empfehlen, da in den meisten Fällen ein sofortiges energisches Eingreifen den Ausbruch der Krankheit verhindert.

Vom Consul des deutschen Reischs, Herrn Johann Christoph Niese.

Cap Haytien (Wasserplatz), 19° 46′ 7″ N., 72° 11′ 2″ W., d. 19. August 1873.

Die Stadt Cap Haytien zählt circa 6000 Einwohner und stösst theils an das Meer, theils wird sie von etwa 2200 Fuss hohen Bergen eingeschlossen. Die Stadt kann nicht gesund genannt werden. 1) weil der Tags über vorherrschende Nordostwind durch seine feuchte Hitze, besonders in der kühleren Jahreszeit, die Unterleibseingeweide nachtheilig beeinflussend Leberentzündung und übermässig vermehrte Gallenbildung veranlasst. 2) weil übelriechende Miasmen durch die Hitze in den südöstlich von der Stadt gelegenen Sümpfen hervorgebracht, der Stadt während der Nacht durch die dann wehenden Landbrisen zugetragen werden. Trotzdem wird der Platz selten von Epidemien heimgesucht. Seit 1865, wo die Blattern stärker als gewöhnlich grassirten, haben sie, ungeachtet der geringen Anzahl Geimpfter, nur wenig Opfer gefordert. Im Jahre 1864 wurde das gelbe Fieber durch spanische Kriegsschiffe, welche von Monte-Christi 19° 50′ N., 71° 49′ W. kamen, mitgebracht, doch raffte dasselbe in der Stadt Niemand weg, sondern blieb auf die im Hafen liegenden fremden Schiffe beschränkt. Nervenfieber (Typhus) und Cholera sind hier unbekannt.

Fast ein Viertel aller Sterbefälle wird durch Lungenentzündung, Leberentzündung, Krebsgeschwüre und Rheumatismus veranlasst. Täglich sterben hier im Winter 1—2, im Sommer 3 Personen. Die Steigerung im Winter wird durch Sumpf- und Wechselfieber veranlasst, welche Fieber in diesem Jahre seit

Mai besonders geherrscht haben. Wenn man rechtzeitig Abführmittel und schwefelsaures Chinin gäbe, würden manche dieser Kranken vom Tode gerettet werden. Die Leberentzündungen während der Regenzeit weichen gewöhnlich Brech- und Abführungsmitteln, hat sich aber erst die Krankheit in die Länge gezogen (ist chronisch geworden), dann sind die Leidenden selten noch zu retten. Lungenentzündung ist hier ziemlich häufig und ebenso gefährlich wie in Europa. Während der ersten 3 Monate dieses Jahres litt ein Theil der Einwohner an Geschwüren der Mandeln.

Den augenblicklich herrschenden Sumpffiebern gehen gewöhnlich voran oder begleiten sie, Nervenschmerzen, die am besten durch schwefelsaures Chinin, lindernde Umschläge oder auch Zugpflaster geheilt werden. Um unserm heissen verderblichen Klima widerstehen zu können, ist eine vorsichtig geregelte Lebensweise nothwendig. Man hüte sich vor plötzlicher Abkühlung während des Schwitzens, geniesse zwar kräftige Nahrung, aber vermeide erhitzende (spirituöse) Getränke und hüte sich vor der Ansteckung durch syphilitische Krankheiten, die hier sehr stark verbreitet sind.

Vom Consul des deutschen Reichs, Herrn Rudolph Elvers.

San Juan, 18° 24′ N., 65° 39′ W. (Puerto Rico), den 21. Mai 1873.

Der Gesundheitszustand des Platzes und der Umgegend ist ein besonders günstiger.

Sumpffieber sind gänzlich unbekannt, Dysenterie kommt hin und wieder vor, doch ist die Zahl der Sterbefälle verhältnissmässig gering, gelbes Fieber trat zuletzt 1865 und 1866, Cholera 1855 und 1856 epidemisch auf.

Seit Jahren ist kein Fall obenerwähnter Krankheiten an Bord deutscher Schiffe vorgekommen. Während der letzten Cholera-Epidemien auf Cuba (1870), St. Thomas und anderen benachbarten Inseln wurden besondere Vorsichtsmassregeln getroffen, um das Eindringen der Krankheit zu verhüten, die sich bewährt zu haben scheinen, da unsere Insel ganz verschont blieb.

Erkrankte Seeleute finden in dem öffentlichen (Militair-) Hospital Verpflegung, wie auch in einer Privat-Heilanstalt (casa de salud de San Rafael.)

Aus dem Prospect letzterer Anstalt sei erwähnt, dass alle Schiffscapitaine, einheimische wie fremde, welche sich mit ihrer Mannschaft auf das Hospital abonniren wollen, 16 Escudos zu bezahlen haben, doch muss am Tage des Abonnements die ganze Mannschaft gesund sein. Bleibt das Schiff länger als 2 Monate im Hafen, so muss obige Summe noch einmal bezahlt werden.

Syphilitisch Erkrankte aber müssen per Tag, während der ganzen Dauer der Krankheit 2 Escudos bezahlen. Wer sich nicht abonnirt hat, muss 6 Escudos täglich bezahlen. Operationen und Solche die als schwer Erkrankte aufgenommen werden, haben dafür besondere Vergütigungen zu erlegen.

Vom Consul des deutschen Reichs Herrn A. Sundheim.

Baranquilla, (Neu-Granada.) 11° N., 74° 50′ W., d. 20. Mai 1873.

Der Gesundheitszustand von Stadt nnd Hafen ist seit dem letzten Bericht vom 14. Februar dieses vortrefflich geblieben.

Ein Hospital ist im Bau begriffen, doch wird noch einige Zeit vergehen, ehe es vollendet sein wird.

Im Auftrage des verreisten Consuls, Herrn C. H. Simmonds, der Kanzler Herr Flux.

Santa Marta, 11° 19′ 6″ N., 74° 15′ W. (Neu-Granada), den 9. Juli 1873.

Für Mai-Juni beträgt die Temperatur im Schatten durchschnittlich circa + 28° R., Witterungsveränderungen sind dabei häufig. Bis Anfang Mai war fast kein Luftzug, dann plötzlich jähe Mittags- und Nachtbrisen stundenweise, oft stürmisch. Mit Beginn der letzten Maiwoche bis Ende vorigen Monats zeigte sich fast alltäglich in den windstillen Stunden, besonders bis zur Mittagsbrise, auffälliger, dicker (Höhen-?) Rauch, nach Steinkohlenbrand und Asche riechend, von bläulicher Farbe, welcher mitunter beim Athmen lästig wurde und dessen Entstehungsursache unbekannt geblieben ist. Seit dem zweiten Drittel des Juni kamen Gewitter ohne Regen, schweflich riechende und andere Dünste erzeugend. Seit Anfang dieses Monats (Juli) traten feine Staubregen auf, welche das Herannahen der Regenzeit ankündigen, und obwohl sie nur wenige Stunden anhielten, doch schnell die überheisse Luft bis zu einer angenehmen Frische abkühlten, die aber in den letzten sonnigen Tagen wieder dem Jahresmittel (+ 26° — + 27° R.) gewichen ist.*)

Trotz dieser raschen Wetterwechsel blieben die Gesundheits-Verhältnisse recht günstige, nur hier und da zog sich ein Unvorsichtiger leichte Erkältung oder Verstopfung zu. Von 30 deutschen Seeleuten, die zu je 10 Mann 9, 11 und 18 Tage lang hier gewesen, erkrankte Keiner. Erkältung und Verstopfung können leicht bei längerem Hiersein zu ernsteren Krankheiten Veranlassung geben. Um Erkältung, welche oft Fieber verursacht, zu vermeiden, sind die im 1. Berichte angegebenen Vorsichtsmassregeln zu gebrauchen (dichte Kleider, nach Sonnenuntergang und bei trübem Wetter nicht unter freiem Himmel schlafen), Abführmittel gegen Verstopfung und Morgen- oder Abendbäder an der von gefährlichen Thieren völlig freien Bay. Stellen sich schlimmere Folgen ein, so hilft besonders das Extract der Sarsaparilla (12 Esslöffel des Tags).

Santa Marta, d. 9. October 1873. Die Regenzeit ist in diesem Jahre ungewöhnlich spät eingetreten, auch hat es verhältnissmässig nur wenig geregnet. Der Gesundheitszustand war hier in den letzten 12 Wochen ein durchaus befriedigender. Vom 10.—16. Juli war die Temperatur an schattenlosen Stellen, Morgens 5 Uhr + 20° R., grösste Hitze, Nachmittags 2 Uhr + 32° R. bis 11 Uhr Abends allmälig zurückfallend auf + 21° R., im Schatten war die höchste Temperatur + 27° R. Innerhalb der ersten Woche des Septembers entwickelte sich die Regenzeit stärker, nachdem sich einige Vorboten in den Wochen vorher gezeigt hatten. Die Temperatur sank bis auf + 21° R. und + 18° R. Regnete es, so standen die Strassen sehr bald unter Wasser und der von den Schiffern zu passirende lange, salzthonige Strand blieb beständig überschwemmt, da Abzugscanäle fehlen und bei der überfeuchten Luft die Verdünstung gering war. Nun hat man sich vor Erkältungen zu hüten, auch ist nicht rathsam im Flusse zu baden, denn das Wasser ist roh (crudo), wohl aber im Salzwasser. Das Trinken des Regenwassers ist für an die Tropen nicht Gewohnte ungesund, wogegen übrigens die Seeleute fast allgemein verstossen. In dieser Zeit bekamen 4 Leute vom Schiff Achilles Rückfälle ihres Sumpffiebers, das sie sich in Colon

---

*) In einem früheren Berichte wurde die Durchschnitts-Temperatur als gegen + 25½ ° R. angegeben.

zugezogen hatten. Aehnliche Witterungsverhältnisse vom 18. bis 24. September. In derselben Woche fing die Plage mit den Musquitos an. Wenn man übrigens den Anfangs schmerzenden Stich des Insektes ruhig erträgt, so fliegt dasselbe, nachdem es sich voll gesogen, davon, ohne Schmerz und Geschwulst zu hinterlassen, wird es aber gestört, so lässt es sein Gift in die Stichwunde dringen, wodurch Entzündung und selbst Eiterung hervorgerufen wird, die Tage lang andauern können. Durch das Anzünden einer Petroleumlampe, selbst von Zylinder, Glocke und Schirm bedeckt, werden die Thiere verscheucht, was nicht durch blosses Kerzenlicht geschicht. In der nächsten Woche, wo das Wetter trockener wurde, verliessen die Leute des Achilles, noch nicht ganz geheilt, das Lazareth wegen Abgang des Schiffes. Vom 2. bis 9. October stieg wieder die Temperatur, doch wurde sie von Luftzügen gemildert, auch zeigte sich wieder einmal Höhenrauch, auch vorher mehrmals aufgetreten, und Regen, gleichwohl stieg die Temperatur am 9. Nachmittags 1 Uhr im Schatten auf + 23 ° R. Dem Vernehmen nach wird wegen der in Deutschland und Frankreich vorhandenen Cholera daran gedacht, Massregeln zu treffen, welche die Einschleppung der Krankheit verhindern könnten.

Vom interimistischen Consul des deutschen Reichs, Herrn Georg Stelling.

La Guaira (Ankerplatz), 10° 36.3′ N., 66° 56.6′ W. (Venezuela), den 19. Juli 1873.

Seit dem Bericht vom 28. März dieses Jahres ist der Gesundheitszustand an hiesigem Platze und in der Umgegend, wie auch auf der Rhede, ein sehr befriedigender gewesen, trotzdem die Monate Mai und Juni mit zu den heissesten des Jahres gehören. In diesem Jahre ist freilich die Hitze nicht so fühlbar gewesen wie in den vorhergehenden und ungeachtet dessen, dass wir nur wenigen Regen gehabt haben.

Es ist leider den von verschiedenen Seiten gemachten Bemühungen nicht gelungen, das hier früher bestehende Hospital wieder in's Leben zu rufen, was sehr zu bedauern ist, indem der Mangel eines solchen Instituts sich den Tag, wo Krankheiten am Bord der fremden Fahrzeuge vorkommen sollten, sehr fühlbar machen wird.

Vom Consul des deutschen Reichs, Herrn W. Otto.

Pernambuco (Fort Picao), 8° 3′ 4″ S., 34° 51′ 7″ W. (Brasilien), d. 20. Mai 1873.

Das gelbe Fieber herrscht schon seit 6 Monaten. In den letzten 14 Tagen kommen aber nur noch vereinzelte Fälle vor und da jetzt die der Jahreszeit entsprechenden starken Regen eingetreten sind, ist das gänzliche Verschwinden der Krankheit zu hoffen.

Pernambuco, d. 25. Juni 1873.

Während des ganzen Jahres 1872, mit Ausnahme der Monate Juni bis September, war unser Platz vom gelben Fieber heimgesucht und forderte dasselbe auch seit Anfang dieses Jahres bis vor wenigen Wochen stets neue Opfer, doch trat die Krankheit während der ganzen Zeit nur unter den Mannschaften der im Hafen liegenden Schiffe epidemisch auf, während sie sich am Lande auf vereinzelte Fälle unter den neuangekommenen Fremden beschränkte.

Laut den von mir bei den verschiedenen Hospitälern erbetenen statistischen Aufgaben, betrug die Zahl der in denselben am gelben Fieber Behandelten vom 1. October vorigen Jahres bis Ende Mai dieses Jahres 1021, wovon 302 = 29.6 per 100 starben.

Von den Mannschaften deutscher Schiffe starben an der Krankheit im vorigen Jahre 54 Seeleute, worunter 6 Schiffsführer, und in diesem Jahre bis jetzt 21 Seeleute, worunter 3 Schiffsführer. Ueber die Erkrankungen und Sterbefälle an Bord der Schiffe selbst, sowie in Privathäusern, sind keine irgendwie zuverlässigen Angaben zu erlangen.

Die von diesem Consulate dem Reichskanzleramt unterm 25. October 1872 mitgetheilten und im 5. Heft der „Nachrichten über die Gesundheitszustände in verschiedenen Hafenplätzen" veröffentlichten Beschlüsse aller hier beglaubigten Consuln über Vorsichtsmaassregeln, welche den Schiffsführern zur möglichsten Verhütung des Auftretens der Krankheit zu empfehlen sind, wurden von dem Präsidenten dieser Provinz auf Empfehlung des Gesundheitsraths fast unverändert adoptirt und nach Hinzufügung einiger anderer Maassregeln verordnet, dass jedem ankommenden Schiffe ein Exemplar derselben von dem betreffenden Beamten der Gesundheitsbehörde eingehändigt werde (dasselbe ist portugiesisch, französisch, englisch und deutsch gedruckt). Leider haben diese Maassregeln keinen sichtbaren Einfluss auf die Ausdehnung der Krankheit gehabt, theils, weil sie nicht allseitig beachtet wurden und sich, trotz aller Ermahnungen, manche Seeleute oft Excessen hingeben, welche in unserm Klima die schlimmsten Folgen haben, theils aber auch, weil die Regierung ausserdem garnichts thut, um den gesundheitsgefährlichen Zustand unseres Hafens zu verbessern und damit die Hauptursache der immer auf's Neue sich zeigenden, fast nur auf den Hafen beschränkten Krankheitsfälle hinwegzunehmen.

Reglement.

Verhaltungsmaassregeln für Schiffe, die während der Dauer des gelben Fiebers oder grossen Sonnenhitze im Hafen von Pernambuco vor Anker liegen.

1. Um die Anhäufung von Schiffen innerhalb des Riffs zu vermeiden und zu verhindern, dass die Mannschaften an Land kommen, müssen die Schiffe auf der Rhede ankern und dort bleiben, bis sie Ladung einzunehmen haben.

2. Sobald ein Schiff in den Binnenhafen einläuft, muss der Capitain eine grosse Quantität von aufgelöstem Chlorkalk oder Carbolsäure in den Schiffsraum giessen lassen, darauf denselben sorgfältig waschen und auspumpen und nochmals mit obengenannter Auflösung begiessen lassen.

3. Im Binnenhafen dürfen nicht mehr als vier Schiffe in einer Reihe liegen und müssen die grösseren nach Land zu liegen. Wo möglich, sollen nur Schiffe von gleicher Grösse in einer Reihe liegen.

4. Die Schiffe sollen zwischen dem Leuchtthurm und der Bank (Corôa dos Passarinhos) ankern.

5. Schiffe, die Häute oder andere schlecht riechende Güter zu laden oder Kohlen zu löschen oder zu laden haben, werden auf einen Platz gelegt, wo sie gänzlich von anderen Schiffen getrennt sind.

6. Die Schiffsführer verfallen den Strafen des Art. 51 vom 23. Januar 1851, falls sie nicht ihre Schiffe äusserst rein halten, an verschiedenen Stellen im Schiffe Gefässe mit Wasser und Carbolsäure haben und das Wasser im Raum

regelmässig auspumpen lassen, nachdem es mit einer Auflösung von Carbolsäure oder Chlorkalk vermischt worden ist.

7. Sie dürfen gleichfalls nicht gestatten, dass unreife und schwer verdauliche Früchte an Bord gebracht werden, nur säuerliche, wie z. B. süsse Citronen, Apfelsinen, Limonen, wenn solche ganz reif sind, können zugelassen werden.

8. Spirituosen jeder Art dürfen unter keinen Umständen an Bord zugelassen werden.

9. Die Mannschaft darf nur von 6—10 Uhr Morgens und von 3—6 Uhr Nachmittags arbeiten, Kohlen dürfen unter keinen Umständen von der Mannschaft, sondern nur von Eingeborenen oder an das Klima gewöhnten Leuten gelöscht werden.

10. Niemand von der Mannschaft darf auf dem Deck schlafen.

11. Es muss die grösste Sorge getragen werden, dass die Leute, wenn sie an's Land gehen, keine Excesse begehen, sie sollten nur für Einkäufe oder sonst nothwendige Angelegenheiten an's Land gelassen werden.

12. Die Mannschaft darf von dem Wasser an Bord erst dann Gebrauch machen, wenn es sich herausgestellt hat, dass solches vollkommen gut ist, andernfalls muss es sofort über Bord geschafft und durch gutes ersetzt werden, nachdem die Fässer genügend gereinigt worden sind.

13. Mit der grössten Sorgfalt muss ferner hinsichtlich der Lebensmittel verfahren werden, es darf nicht plötzlich mit Dem gewechselt werden, woran die Leute gewöhnt sind, dieses gilt namentlich in Bezug auf frisches Fleisch.

14. Sobald sich einer krank fühlt, Schwäche, Schmerzen am Körper, besonders in den Beinen und in den Seiten, sowie Kopfschmerzen empfindet, muss ihm sofort eine oder zwei Tassen Lindenblüthenthee mit einem Esslöffel voll guter, mit reinem Essig bereiteter Suppe gereicht werden, dann muss er, gut eingewickelt, zum Schwitzen gebracht werden und wenn ein reichlicher Schweiss eingetreten ist, muss man ihm 4 oder 6 Esslöffel voll Ricinusöl geben, doch wenn alles dieses nicht helfen sollte, muss gleich der Arzt gerufen werden.

15. Wenn die Schiffe auch erst vor Kurzem ausgeräuchert und desinficirt worden sind durch die Gesundheitsbehörde, so müssen die Schiffsführer doch sofort bei einem Krankheitsfalle dieser Behörde davon Kenntniss geben, damit eine neue Reinigung stattfindet.

16. Die Schiffsführer sind verpflichtet, die mit der Reinigung Beauftragten von Bord zu Bord zu befördern, sobald das Boot der Gesundheitsbehörde mit Besuchen der Schiffe auf der Rhede beschäftigt ist.

17. In zweifelhaften oder unvorhergesehenen dringenden Fällen müssen die Schiffsführer, die Consignataire oder der Consul sich an den Gesundheits-Inspector wenden.

Bureau der Hafen-Gesundheits-Behörde, 21. October 1872.

Der Inspector
Dr. Pedro Athaide Lobo Moscozo.

Vom auswärtigen Amte des deutschen Reichs, aus dem Berichte des Consuls des deutschen Reichs, Herrn U. Haupt.

Rio de Janeiro, 22° 55′ S., 43° 9′ W. (Brasilien), den 3. Juli 1873.

Der letzte Bericht (an das auswärtige Amt) *) über das gelbe Fieber, datirt

---

*) Das 5. Heft dieser Arbeit hat noch einen kurzen Bericht vom 9. April d. J., wo angegeben wird, dass die Krankheit im März ihren Höhepunkt erreicht habe und dass sie Anfang April angefangen habe abzunehmen, es muss also die Krankheit damals von Neuem zugenommen haben.

vom 22. Februar d. J. Seitdem hat die Epidemie eine grosse Menge von Opfern gefordert, ist bis zum Mai in steter Zunahme begriffen gewesen, erreichte ihren Höhepunkt am 1. desselben Monats und befindet sich erst seit Anfang des Monats Juni im Erlöschen.

Es kommen nun freilich noch täglich tödtliche Fälle und natürlich noch eine Menge von Erkrankungen vor, was bei der vorgerückten Jahreszeit allerdings eine ungewöhnliche Erscheinung ist.

Beim Auftreten des Fiebers in früheren Jahren, abgesehen vom Jahre 1869, wo dasselbe, Ende des hiesigen Sommers, wenn auch nicht in sehr heftiger Weise ausbrach, nahm es schon im April sein Ende, so dass die Stadt im Mai frei von der Epidemie erklärt wurde. In diesem Jahre können auch heute noch nicht den abgehenden Schiffen reine Gesundheitspässe gegeben werden. Dieser Zustand ist freilich sehr bedenklich, da nur noch wenig Monate vom Winter übrig bleiben und zu befürchten steht, dass das Fiebergift, wenn es nicht gänzlich in Folge niederer Temperatur ausstirbt, im nächsten Sommer um so heftiger auftreten werde. Es folgen heute folgende Listen:

1) General-Liste der täglichen Todesfälle durch gelbes Fieber seit dem 1. December 1872 bis 30. Juni 1873.
2) Tägliche Todesfälle durch Blattern.
3) Tägliche höchste Hitze nach Fahrenheit.
4) Täglicher höchster Barometerstand.
5) Tägliche grösste Feuchtigkeit, nach dem Hygrometer von Saussure.
6) Liste der verstorbenen Deutschen.
7) Liste der verstorbenen deutschen Seeleute, nach ihren verschiedenen Graden.

Hinsichtlich der Gelbfieberliste ist zu bemerken, dass diejenigen Todesfälle nicht mit aufgenommen werden, welche im Marinehospital „Santa Izabell“ vorfielen, durch welche die Menge der Todten nicht unerheblich vermehrt wird. Ende Februar betrug die Sterbezahl daselbst 20 und mag wohl am 1. März mit 76 die höchste Stufe erreicht haben. Die Rubrik Blattern zeigt, dass mit dem heftigen Auftreten des gelben Fiebers jene Krankheit abnahm und dass sie grade während Fieber am stärksten wüthete, ausserordentlich gesunken war. Die grösste Hitze herrschte vom 24. December 1872 bis zum 27. Januar 1873, wodurch wohl das Fiebergift recht gross gezogen sein mag, so dass es, nachdem durch die auch fernerhin anhaltende, wenn auch geringere Temperatur, die Kräfte der Menschen noch mehr an ihrer Widerstandskraft geschwächt war, im Februar und März die ärgsten Verheerungen anrichten konnte. Während der Barometer im December, Januar und Februar, namentlich in den beiden letzten Monaten sehr niedrig notirt wurde, erreichte er in den folgenden Monaten März, April, Mai und namentlich im Juni einen bedeutend höheren Stand.

Der Feuchtigkeitsmesser von Saussure zeigt keine absonderlichen Verhältnisse.

Was Regenfall anbetrifft, so ist zu bemerken, dass December 16 Regentage hatte, Januar nur 12 und Februar sich durch längere Trockenheit auszeichnete. Der März war ganz besonders feucht und wurden 18 Regentage, fast alle schwere, gezählt. Seit jenem Monat ist es wieder sehr trocken geworden, denn im April stellten sich nur 6, im Mai 9 und im Juni 8 Regentage ein.

Wenn auch die Liste verstorbener Deutscher an und für sich eine grosse, so ist sie doch im Verhältnisse zur allgemeinen Sterblichkeit und namentlich hauptsächlich zur portugiesischen Nation eine günstig zu nennende. Was die verstorbenen deutschen Seeleute betrifft, so ist die Zahl beträchtlich.

Die Sterblichkeit durch das gelbe Fieber in der Stadt und im Hafen ist nur durch die Epidemie von 1850 übertroffen worden. Dieses Mal wurde auch die schwarze Bevölkerung nicht von der Krankheit verschont, denn während der schlimmsten Periode starben täglich einige an der Krankheit und waren sogar die allerersten Opfer derselben Farbige. Alle Einzelheiten sind bis jetzt noch nicht veröffentlicht worden, so dass bis auf Weiteres nicht genau angegeben werden kann, wie alle Stationen gelitten haben und welche besonderen Umstände sonst vorhanden waren.

Nach den publicirten Listen aber, denen freilich ein unbedingter Glaube nicht zu schenken ist, sind seit dem 1. December 1872 bis zum 30. Juni 1873 142 Deutsche am gelben Fieber gestorben, darunter sind 63 Seeleute nämlich: 5 Kapitaine: C. H. Pahl, J. H. Remmerson, J. Strack, H. Ammann, H. Dillwitz. 6 Steuerleute: J. Meinertz, L. Lembke, H. Stehr, H. B. Strack, C. H. Walter, E. Kassens. 1 Zimmermann, 1 Heizer, 7 Köche, 37 Matrosen, 6 Schiffsjungen.

Also waren 44.37 % der gestorbenen Deutschen Seeleute.*) Die Gesammt-Sterblichkeit durch das gelbe Fieber betrug 3361 Personen, also kamen auf die Deutschen 4.22 % der Gestorbenen.

Wie in früheren Jahren, so ist auch dieses Mal eine Anzahl von Klagen seitens der Sanitäts-Behörden erhoben worden, dass nämlich die erkrankten Seeleute nicht rechtzeitig, sondern erst dann in's Hospital abgeliefert wnrden, wenn eine Hülfe nicht mehr möglich oder doch der Zustand des Patienten sehr precair geworden war. Es liegt dieser Vernachlässigung der Krankheit im ersten Stadium, welches noch die besten Chancen der Herstellung bietet, häufig der Widerwille der Kranken selbst, in's Hospital sich zu begeben, zu Grunde, aber oft trägt auch die Unaufmerksamkeit der Schiffsführer die Schuld, welche nicht mit gehöriger Strenge über den Gesundheitszustand ihrer Mannschaften wachten.

Aus den Listen, die für jeden Tag lauten, entnehmen wir noch Folgendes:

Es starben am gelben Fieber im

December	1872	65 Pers.,	an Blattern	217,	also auf je	100 Blattern	29.95 Gelbf.
Januar ..	1873	853 "	" "	148,	" " "	100 Gelbf.	17.35 Blatt.
Februar .	"	1046 "	" "	79,	" " "	" "	7.55 "
März ...	"	872 "	" "	51,	" " "	" "	5.85 "
April ...	"	267 "	" "	43,	" " "	" "	16.10 "
Mai	"	172 "	" "	49,	" " "	" "	28.49 "
Juni	"	86 "	" "	65,	" " "	" "	75.58 "
Zusammen		3361		652,			

Es kamen also im Ganzen auf je 100 Todesfälle durch gelbes Fieber, 19.40 durch Blattern.

Der höchste Stand des Thermometers war im

Decbr.	1872	+ 95° 5 F.	= + 28°.22 R.,	d. niedrig.	+ 73°.04 F.	= + 18°.24 R.
Jan. .	1873	+ 94°.46 "	= + 27°.76 "	" "	+ 71°.42 "	= + 17°.52 "
Febr..	"	+ 91°.76 "	= + 26°.56 "	" "	+ 76°.64 "	= + 19°.84 "
März .	"	+ 85°.20 "	= + 23°.64 "	" "	+ 73°.04 "	= + 18°.24 "
April.	"	+ 90°.16 "	= + 25°.85 "	" "	+ 71°.20 "	= + 17°.42 "
Mai ..	"	+ 85°.10 "	= + 23°.60 "	" "	+ 73°.76 "	= + 18°.56 "
Juni .	"	+ 82°.04 "	= + 22°.24 "	" "	+ 68°.36 "	= + 16°.16 "

*) In den mitgeschickten Listen sind auch die Namen aller übrigen am Fieber gestorbenen Deutschen aufgeführt.

Der höchste Stand des Barometers war im

December . .	1872.	758.052,	der niedrigste	743.087.
Januar	1873.	756.370,	„ „	748.045.
Februar . . .	„	758.474,	„ „	748.480.
März.	„	759.110,	„ „	750.697.
April	„	761.163,	„ „	751.435.
Mai	„	761.287,	„ „	753.823.
Juni	„	765.583,	„ „	750.206.

Die Feuchtigkeit nach dem Hygrometer von Saussure betrug im

December 1872 b. 16 Regentagen,	Januar 1873 b. 12 Regentagen,	Februar b. 2 Regentagen,
9 mal 87.0	1 mal 87.5	1 mal 89.5
2 „ 86.5	4 „ 87.0	1 „ 88.0
4 „ 86.0	4 „ 86.5	1 „ 87.5
4 „ 85.5	4 „ 86.0	5 „ 87.0
1 „ 85.0	6 „ 85.5	7 „ 86.5
4 „ 84.5	5 „ 85.0	3 „ 86.0
2 „ 84.0	2 „ 84.5	3 „ 85.5
1 „ 83.5	1 „ 84.0	3 „ 85.0
1 „ 83.0	1 „ 83.5	2 „ 84.5
1 „ 82.5	2 „ 82.5	2 Tage nicht angegeben.
1 „ 80.5	1 „ 82.0	
1 Tag wurde nicht angegeben.		

März b. 18 Regentagen,	April b. 6 Regentagen,	Mai b. 9 Regentagen.
7 mal 87.5	5 mal 87.0	1 mal 87.5
11 „ 87.0	8 „ 86.5	6 „ 87.0
6 „ 86.5	8 „ 86.0	12 „ 86.5
2 „ 86.0	6 „ 85.5	7 „ 86.0
5 „ 85.5	1 „ 85.0	4 „ 85.5
	1 „ 84.5	1 „ 85.0
	1 „ 82.5	

Juni bei 8 Regentagen.
3 mal 87.0
10 „ 86.5
6 „ 86.0
10 „ 85.5
1 „ 83.5

Vom Consulats-Verweser des deutschen Reichs, Herrn Fustscher.

Valdivia, 39° 50′ S., 73° 35′ W. (Chile), d. 30. April 1873.

Seit langen Jahren hat in diesem Consularbezirk keine epidemische Krankheit geherrscht, Cholera, gelbes Fieber, Sumpffieber sind hier völlig unbekannt. Zeitweise treten Diarrhoe, in einzelnen Jahrgängen auch Blattern auf, doch sind sie dann mehr im Innern der Provinz und befallen vorzugsweise die Eingeborenen, auch sind dieselben so gutartig, dass die vorkommenden Sterbefälle hauptsächlich der unachtsamen Verpflegung zuzuschreiben sein möchten.

Die Mannschaften der wenigen deutschen Schiffe, welche unseren Hafen anlaufen, sind, meines Wissens, noch nie von einer dieser Krankheiten während ihres hiesigen Aufenthaltes befallen worden.

Einzelne deutsche Seeleute, welche auf der Reise erkrankt hier ankamen, fanden stets freundliche Aufnahme in dem hiesigen Hospital, an dem seit 20 Jahren ein deutscher Arzt fungirt.

Anmerkung. Ein Bericht des Consul John Fehland vom 20. Mai 1871 sagt über den Gesundheitszustand der Provinz auch aus, dass er im Allgemeinen wenig zu wünschen übrig lasse, stimmt auch sonst mit diesem Berichte überein, erwähnt aber, dass besonders im Herbst (Februar, März, April) Dysenterie vorkommt (unreifes Obst und ungegohrener Aepfelwein) und dass Seeleute sich vor Syphilis zu hüten haben.

Vom Consul ad interim des deutschen Reichs, Herrn Laureuck.

Concepcion, 36° 50′ S., 73° 6′ W. (Chile), d. 20. Mai 1873.

Im letzten Vierteljahr ist kein gelbes Fieber, Sumpffieber, epidemische Dysenterie oder Cholera vorgekommen, auch haben die Mannschaften deutscher Schiffe weder in diesem noch in den benachbarten Häfen an einer der genannten Krankheiten gelitten. Dagegen haben hier Blattern von bösartigem Charakter geherrscht und herrschen noch, denn obgleich die Erkrankungen weniger zahlreich geworden sind, so fehlt doch noch viel daran, dass sie verschwunden wären. Dieser Epidemie wegen hat man mehrere Hospitäler extra eingerichtet, und sind von den Lokalbehörden ausserordentliche Maassregeln zur Bekämpfung der Krankheit ergriffen worden.

Vom Consul des deutschen Reichs, Herrn C. Pini.

Valparaiso, 33° 2′ S., 58° 22′ W. (Chile) d. 5. Mai 1873.

Im letzten Vierteljahr hat weder hier noch in der Umgegend Sumpffieber, gelbes Fieber, Cholera geherrscht. Dysenterie kommt während der Sommermonate häufig vor, aber im Allgemeinen in milder Weise und nimmt nie einen epidemischen Charakter an.

Mannschaften deutscher Schiffe haben nicht an den erwähnten Krankheiten gelitten.

Dysenterie wird gewöhnlich mit Ipecacuanha und gelegentlicher Verabreichung von Calomel behandelt.

Vom Consul des deutschen Reichs, Herrn Freudenburg.

La Serena, 29° 54′ S., 71° 16′ W. (Chile), den 25. April 1873.

Dieser Hafen von Coquimbo, so wie die ganze Provinz gleichen Namens lässt in climatischer Beziehung nichts zu wünschen übrig.

Gelbes Fieber, Sumpffieber oder Cholera sind hier noch nie ausgebrochen.

Dysenterie tritt nur vereinzelt auf und, wie alle hier vorkommenden Krankheiten, in sehr gelinder Form, so dass selbst Typhus, Blattern und andere ansteckende Krankheiten selten jenen bösartigen Character annehmen, wodurch sie in andern Theilen Chiles periodisch einige Opfer fordern.

Unser gewöhnliches Hospital wird sehr reinlich gehalten, Seeleute finden bereitwillige Aufnahme in demselben und werden die Kranken recht gut verpflegt, die Lazarethe dagegen, in denen die von ansteckenden Krankheiten Befallenen untergebracht werden, haben eine weniger rühmliche Verwaltung, weil Aerzte und Wärter ungern in denselben verweilen, doch ist glücklicher Weise selten Gelegenheit, diese Lokalitäten zu benutzen.

Vom Consul des deutschen Reichs, Herrn R. Reinicke.

Arequipa, 16° 20′ S., 72° W. (Peru), den 23. Mai 1873.

Arequipa besitzt jetzt zwei Häfen, nämlich:

Yslay, 16° 35′ S., 72° 45′ W., der seit Jahren besteht und Mollendo, der erst 1868 gegründet worden ist. Letzterer ist zugleich der Endpunkt der Eisenbahn, welche Arequipa mit der Küste verbindet. Der Verkehr wird über beide Häfen vermittelt, doch werden die für den Consum bestimmten Waaren hauptsächlich in Yslay und das Material der in diesem Districte in Bau begriffenen Eisenbahnen ausschliesslich in Mollendo entlöscht.

Die Einwohnerzahl von Yslay mag 1500, die von Mollendo etwa 2000 betragen.

Ausgenommen eine im Jahre 1854 auftauchende, aber nur kurze Zeit anhaltende Epidemie des gelben Fiebers, die sich 1868 und 1869 wiederholte, ist Yslay von jeder epidemischen Krankheit verschont geblieben und das Klima in jeder Beziehung ausserordentlich gesund. Die Küste ist regenlos und die fast beständige Trockenheit der Luft zusammen mit dem sterilen Character des Bodens, der keine Kultur zulässt, bedingen einen Zustand, welcher das Aufkommen von Sumpffieber, Dysenterie und Cholera vollständig ausschliesst.

Was Mollendo anbetrifft, so blieb dasselbe in den Jahren 1868 und 1869 von der Epidemie des gelben Fiebers frei und möchte sein Klima zu den gesündesten der Erde gehören.

Keins der deutschen Schiffe, welche in beide Häfen im verflossenen Vierteljahre eingelaufen sind, hat weder hier an oben erwähnten Krankheiten gelitten, noch solche mitgebracht.

In Molendo befindet sich ein Hospital, welches der Eisenbahngesellschaft gehört und für ihre Angestellten bestimmt ist, doch würde sich dieselbe nicht weigern, kranke Seeleute ebenfalls in demselben aufzunehmen.

Durch Vermittelung des Ministerresidenten und General-Consul für Peru und Ecuador Herrn Dr. J. Lührsen, vom Consul des deutschen Reichs, Herrn C. Weiss.

Callao (Lima), Flaggenstock des Arsenals, 12° 4′ S., 77° 13′ 6″ W., den 2. September 1873.

Seit dem Jahre 1868 ist kein Fall von gelbem Fieber vorgekommen. Das wahre Sumpfieber (remittirendes Fieber) tritt hier nie auf, sondern nur Wechselfieber (intermittirendes Fieber), woran alljährlich eine ziemliche Anzahl Leute leiden und welches eigentlich mit mehr oder weniger Kraft das ganze Jahr hindurch vorhanden ist. Cholera ist hier nie, war wenigstens während meines 10jährigen Aufenthalts nicht am Platze.

Genaue Angaben über Sterbefälle sind nicht zu erhalten, da die Statistik darüber sehr mangelhaft geführt wird. Die Mannschaften deutscher Schiffe, welche während des letzten Vierteljahrs im hiesigen Hafen waren, haben an obengenannten Krankheiten nicht gelitten.

Als Vorbeugungsmittel gegen die Krankheiten, so weit dieselben hier vorkommen, sind zu empfehlen: Warme Kleidung in den Früh- und Abendstunden, Vermeidung aller Excesse im Essen und in Beziehung auf spirituöse Getränke und namentlich für Neuangekommene des Genusses von Früchten. Wechselfieber und Dysenterie werden am besten folgendermassen behandelt:

1) Wechselfieber. Beim Beginn der Krankheit ein Brechmittel aus Ipecacuanha oder ein salinisches Abführmittel, dann schwefelsaures Chinin 1 bis $1\frac{1}{2}$ Gramme auf dreimal zu nehmen. Da diese Krankheit leicht einen galligten Character annimmt, so sind in der Regel zur Nachkur noch einige Lebermittel zu nehmen, wie Coloquinten, Rhabarber etc. mit Capsicum verbunden. Arsenik wird nur in ganz veralteten Fällen und dann meistens mit gutem Erfolg angewendet, obenan steht hierin das arseniksaure Chinin, dann die Fowlersche Lösung

2) Dysenterie: Wenn gleich im Anfange ein Abführmittel aus Ricinusöl mit einigen Tropfen Opiumtinctur und hierauf ein Klystier von 4 Gramme Ipecacuanhapulver auf 250 Gramme Stärkeabkochung gegeben wird, so weicht gewöhnlich die Krankheit diesen Mitteln. Auch von dieser Krankheit sind, meines Wissens, keine Fälle auf deutschen Schiffen vorgekommen, da die allbekannte Güte des Proviants und namentlich die grössere Reinlichkeit, welche auf unsern Schiffen, im Gegensatz zu denen anderer Nationen, herrscht, die Krankheit nicht aufkommen lässt. Auf Antrag des Herrn Dr. Roe, residirenden Medicinal-Beamten der englischen Handelskammer zu Callao, ist in dem Saale, in welchem die auswärtigen kranken Seeleute behandelt werden, eine bessere Ventilation als bisher bestanden, eingerichtet und die Zahl der Aerzte um einen vermehrt worden. Die englische Handelskammer hat ferner die hiesige Regierung ersucht, auch einen europäischen Arzt anzustellen. Die Sache wird in Erwägung gezogen, doch wird wohl noch eine geraume Zeit darauf hingehen, ehe in dieser Angelegenheit irgend etwas gethan wird.

In der Regel sind durchschnittlich 36 kranke auswärtige Matrosen im Hospital, wovon die überwiegende Mehrzal Engländer und Amerikaner sind, der Rest besteht aus Schweden, Norwegern, Franzosen und sind die Deutschen immer in der Minorität, auch vergehen Monate, in denen kein deutscher Seemann das Hospital betritt. Die meisten Fälle, die vorkommen, sind solche, die der Chirurgie angehören und sind andere Krankheitsfälle sehr in der Minderzahl.

Durch den Ministerresidenten und Generalconsul für Peru und Ecuador, Herrn Dr. J. Lührsen, vom Consul ad interim des deutschen Reichs, Herrn J. Bunge.

Guayaquil, 2° 12′ S., 79° 53′ W., (Ecuador), den 20. Juli 1873. Cholera ist hier nie aufgetreten. Im letzten Vierteljahr hat kein Fieber geherrscht, aber Dysenterie und sind 10 % der Erkrankten gestorben.

Deutsche Matrosen haben, mit Ausnahme eines Falles, nicht an hiesigen Klima-Krankheiten gelitten. Es starb der Mann im Hospital an Dysenterie, doch hatte er sich eigentlich ein chronisches Leberleiden in China zugezogen, zu dem im hiesigen Hafen Diarrhoe hinzukam und bald den Tod nach sich zog.

Bei Dysenterie wird gewöhnlich durch Ipecacuanha ein guter Erfolg erzielt, doch hatte sich dieses Mittel in der letzten Epidemie nicht besonders bewährt, dahingegen hat sich wiederholte Anwendung von salinischen Abführmitteln sehr wirkungsvoll gezeigt.

Es existirt hier ein Militair- und ein Civilhospital. Massregeln öffentlicher Gesundheitspflege gegen Epidemien werden niemals getroffen.

Australien.

Vom Consul des deutschen Reichs, Herrn W. A. Brahe.

Melbourne, 37° 53' S., 144° 54' O. (Colonie Victoria, Australien), d. 16. Mai 1873.

Weder Cholera, noch gelbes Fieber, noch Sumpffieber, noch Dysenterie haben je in diesem gesunden Klima geherrscht.

Die Hospitäler Melbourne's sind vortrefflich, Seeleute müssen für Wohnung, Kost, ärztliche Behandlung in denselben 1 £ 5 sh. per Woche bezahlen.

Auszüge.

Aus dem miteingeschickten Bericht des Directors des Civilstands-Bureau für das 1. Quartal 1873 und Monat März und aus dem Bericht der obersten Gesundheits-Behörde über die in Gefängnissen und einigen andern öffentlichen Institutionen der Provinz Victoria vorgekommenen Krankheiten.

1) Aus dem Bericht des Directors des Civilstands-Bureaus.

Die Bevölkerung in dem District Melbourne und benachbarten Plätzen mit Schifferbevölkerung, umfassend einen Radius von 10 Meilen (engl.), nach der Zählung vom 2. April 1871, betrug 206,780 Personen, davon kommen auf Melbourne selbst 54,994.

In dem ganzen District betrug die Sterblichkeit im 1. Quartal von 1873 1126 = 5.4 per 1000 und auf das Jahr berechnet = 21.6 per 1000, welche Zahl noch gemäss der Zunahme der Bevölkerung zu verringern sein möchte. Die Sterbezahl betrug 26 weniger als die Durchschnittszahl im entsprechenden Quartal der voraufgehenden 10 Jahre und 280 weniger, wenn auf die Zunahme der Bevölkerung Rücksicht genommen wird. Die mittlere Temperatur im Schatten betrug für das Quartal + 64.5° F. = + 14.44 R. 6° F. weniger als der Durchschnitt für das entsprechende Quartal der voraufgehenden 10 Jahre.

Im Monat März des Jahres 1873 starben in oben genanntem District 410 Personen (227 männl., 183 weibl.) = einer Sterblichkeit von 1.98 oder auf das Jahr berechnet von 23.7 per 1000 der Bevölkerung, (diese und die folgenden Zahlen gemäss der Zunahme der Bevölkerung zu ermässigen), von dieser Sterblichkeit kommt aber 31.4 auf Melbourne und 21.03 per 1000 auf die übrigen kleineren Plätze. Die Zunahme der Bevölkerung in Anschlag gebracht, betrug diese Sterblichkeit 23 weniger als die Durchschnittszahl für den März der voraufgehenden 10 Jahre.

Die mittlere Temperatur des Monats betrug + 62° F. = + 13.33° R., die höchste + 95.2° F. = 28.08° R. am 5ten und die niedrigste + 43.4° F. = + 5.06° R. am 24. März, die grösste Schwankung in der Temperatur kam eben am 5. vor, von + 95.2° F. = + 28.08° R. zu 62.5° F. = + 13.55° R., die niedrigste Schwankung am 27. von + 63° F. = + 13.77° R. zu + 53.2° F. = + 9.42° R., die mittlere tägliche Schwankung der Temperatur für den Monat betrug 19.1° F. Der mittlere Atmosphärendruck war 29.983 Zoll.

137 der Gestorbenen waren unter 1 Jahr alt = 33.4 per 100 aller Gestorbenen, 49 % aller Gestorbenen waren bis 5 Jahr alt.

Im März	1872	kamen	auf	100 Todte	55	im Alter	unter 5	Jahre,
"	1871	"	"	"	52	"	"	"
"	1870	"	"	"	47	"	"	"
"	1869	"	"	"	48	"	"	"
"	1868	"	"	"	61	"	"	"
"	1867	"	"	"	63	"	"	"
"	1866	"	"	"	57	"	"	"
"	1865	"	"	"	59	"	"	"
"	1864	"	"	"	58	"	"	"
"	1863	"	"	"	57	"	"	"

Im Alter von 75 Jahren und darüber starben 15 Personen = 3.7 per 100 aller Gestorbenen. Es kamen 2 Selbstmorde vor. 15.4 per 100 aller Gestorbenen fallen auf Hospitäler, Asyle, Irrenhäuser und Gefängnisse.

Es starben an Dysenterie............ 19,
Diarrhoe............. 42,
Küstenfieber (remittent). 5,
66 = 16 per 100 aller Gestorb.,
Lungenschwindsucht.... 33 = 8 " " " "

2) Aus dem Berichte über die in Gefängnissen etc. im Jahre 1872 vorgekommenen Krankheiten.

Auf 14 dieser Institutionen, worunter Kinderbewahr-, Besserungs-Anstalten und 8 Gefängnisse, kamen 6148 Kranke mit 86 Todten im Jahre = 13.9 per 1000. Es kamen 84 Fälle von Dysenterie vor mit nur 4 Todesfällen = 4.8 per 100, was genügend für den milden Character der Krankheit in der Provinz Victoria spricht.

Ausserdem kamen auf 3793 Kranke der 8 Gefängnisse 408 an Delirium tremens und durch den übermässigen Genuss alkoholhaltiger Getränke Leidende = 10.8 per 100, doch starb von all Diesen nur 1 an Delirium tremens Erkrankter, was bei 192 an Delirium tremens Leidenden 0.5 per 100 ausmacht.

Es kamen ferner unter der grossen Anzahl von Kranken nur 16 Fälle von Nervenfieber und Nervenfieber ähnlichen Affectionen vor mit 2 Todesfällen, was genügend für die guten Gesundheitsverhältnisse obiger Anstalten spricht.

Melbourne, den 3. October 1873.

Im Monat August starben 339 Personen = 1.5, oder auf das Jahr berechnet = 18 per 1000 der Bevölkerung. Davon waren Kinder innerhalb des 1sten Lebensjahres 64 = 18.9 per 100 aller Gestorbenen; 25 waren über 70 Jahre alt = 7.4 per 100 aller Gestorbenen. Die Zahl der Sterbefälle für den Monat war, wenn man die Zunahme der Bevölkerung in Anschlag bringt, doch noch um 12 über die Durchschnittszahl der voraufgehenden 10 Jahre.

81 aller Sterbefälle, oder 23.9 per 100 kamen in Hospitälern vor auf Scharlach, Diphtheritis und Croup; auf Keuchhusten, Typhus und Dysenterie kamen 44 Sterbefälle = 13 per 100 aller Gestorbenen. An Scorbut und Delirium tremens starben je 2 Personen, an Schwindsucht (Tuberculosis) 53 = 15.6 per 100 aller Gestorbenen. Durch Unglücksfälle und Mord kamen 16 Personen um = 4.7 per 100 aller Gestorbenen.

Die mittlere Temperatur des Monats betrug + 51.7° F. = + 8.75° R.; die höchste Temperatur im Schatten am 28. des Monats betrug + 71.5° F. = + 17.55° R., die niedrigste am 15. + 39.6° F. = + 3.37° R. Die grösste Schwankung des Thermometers war am 26. von + 65.7° F. = + 14.97° R. zu

+ 39.7° F. = + 3.42° R., die geringste am 1. von + 59° F. = + 12.31° R. zu + 54° F. = + 9.77° R.

Der mittlere Stand des Barometers betrug 29.948 Zoll.

Vom Consul des deutschen Reichs, Herrn C. L. Sahl.

Auszüge aus dem übersendeten amtlichen Sanitätsberichte des städtischen Physikus.

Sydney, 33° 50′ S., 151° 14′ O., d. 14. Juni 1873.

Die Stadt mit Vorstädten hat 148,667 Einwohner, davon kommen auf die innere Stadt (city) 81,263 und auf die 9 Vorstädte (suburbs) 67,404. In dem am 31. März 1873 endenden Quartale, dem australischen Sommer, wurden 1457 Kinder geboren = 9.8 oder auf das Jahr berechnet = 39.2 per 1000, und starben 680 Personen = 4.5 oder auf das Jahr berechnet = 18.4 per 1000 der Bevölkerung. Doch kamen davon auf die innere Stadt 23 und auf die Vorstädte 13 per 1000. In den einzelnen Vorstädten hinwiederum schwankte die Sterblichkeit von 9—20 per 1000. Dieselbe Bevölkerungszahl zu Grunde gelegt, wurden 1871—72 und 1872—73 auf je 1000 Einwohner 37 Kinder geboren, nämlich 5503 und 5502 und kamen auf je 1000 18 Sterbefälle, nämlich 2675 und 2685, doch müssen diese Zahlen entsprechend der seitherigen Bevölkerungszunahme für die Geburten etwas höher und für die Sterbefälle etwas niedriger angenommen werden.

Nach einer 10jährigen Durchschnittsberechnung betrug die Sterblichkeit in Sydney in der innern Stadt 23.9, in den Vorstädten 17.9 per 1000 und in den Städten Englands und Schottlands, in England 25, in Schottland 26.7 per 1000 Einwohner. Von dieser Sterblichkeit kamen

im Frühling.	in Sydney auf die innere Stadt	25.2,	auf die Vorstädte	20.3,
„ Sommer .	„ „ „ „ „ „	24.6,	„ „ „	17.9,
„ Herbst . .	„ „ „ „ „ „	24.5,	„ „ „	18.5,
„ Winter . .	„ „ „ „ „ „	21.2,	„ „ „	14.6,

im Frühling	in England	23.4,	in Schottland	26.5,
„ Sommer	„ „	23.8,	„ „	23.7,
„ Herbst	„ „	25.1,	„ „	26.6,
„ Winter	„ „	27.4,	„ „	29.8.

Die Sterblichkeit des Sommerquartals war unter der Durchschnittszahl der voraufgehenden 10 Jahre.

Was die Kindersterblichkeit anbetrifft, so waren in der innern Stadt im Sommerquartal von 1872 unter 478 Todten Kinder im Alter unter 5 Jahren 250 = 52.3 und im Sommerquartal von 1873 unter 468 Todten 229 = 48.9 per 100. Die Zahl der lebenden Kinder unter 5 Jahr wurde

im Jahr 1872 auf 11,606 geschätzt, also starben von denselben 22.4 und auf das Jahr berechnet 89.6 per 1000,

„ „ 1873 „ 11,946 „ also starben von denselben 19.2 und auf das Jahr berechnet 76.8 per 1000.

Die vorherrschende Sommerkrankheit ist Diarrhoe, es starben daran in diesem Jahre in der inneren Stadt . . . 48,

ausserdem an Dysenterie . . 4,

„ „ Fieber 14,

zusammen . . . 66 = 14.1 per 100 der in der inneren Stadt Gestorbenen.

Im Sommer des Jahres 1872 starben in der innern Stadt
an Diarrhoe ... 48,
„ Dysenterie .. 7,
„ Fieber 15,
zusammen ... 70 = 14.6 per 100 der Gestorbenen.

Die monatlichen Berichte des Observatorium von Sydney gaben folgende Resultate. Die Durchschnittstemperatur im Schatten war:
1872 im Januar + 73.2 F. = + 18.31 R., im Februar + 71.9 F. = + 17.73 R.,
1873 „ „ + 69.7 „ = + 16.75 „ „ „ + 70.5 „ = + 17.11 „
im März 1872 + 68.0 F. = + 16 R.,
„ „ 1873 + 67.9 „ = + 15.95 „
Die mittlere Temperatur in 10 Sommern war im Januar + 71.1 F. = + 17.37 R., im Februar + 70.6 F. = + 17.15 R., im März + 68.6 F. = + 16.26 R.

Der Barometer stand durchschnittlich:
1872 im Januar 29.61, im Februar 30.06, im März 30.04,
1873 „ 30.05, „ 30.04, „ 30.08.
Der mittlere Stand in 10 Sommern im Januar 29.92, im Februar 29.98, im März 30.09.
Im Sommerquartal von 1872 fielen 12.95 Zoll Regen und zwar im Januar 5.04 Z., im Februar 1.64 Z., im März 6.27 Z.,
„ „ „ 1873 „ 26.49 Zoll Regen und zwar im Januar 5.42 Z., im Februar 18.55 Z., im März 2.42 Z.,
Die mittlere Regenmenge des Sommers betrug für 10 Jahre berechnet 17.69 Zoll Regen und zwar im Januar 4.14 Z., im Februar 6.74 Z., im März 6.81 Z.

Vom Consul des deutschen Reichs, Herrn C. Wilkens.

Papeete Tahiti, 17° 33′ S., 149° 30′ W., d. 1. Juni 1873.

Die Krankheiten sind seit langen Jahren nicht als epidemische aufgetreten, nur 1846 war dies mit der Dysenterie der Fall und soll sie eine grosse Anzahl von Eingeborenen damals weggerafft haben. Uebrigens giebt es Fälle von Dysenterie in der nassen Jahreszeit, gewöhnlich durch unmässige Lebensweise veranlasst.

Frei von Fiebern sind diese Inseln nicht, auch kommt Aussatz vor, welchen der Herr Berichterstatter in Zusammenhang bringt mit vernachlässigten Fiebern und dem Missbrauch kalter Bäder. Die Regierung veröffentlicht keine Listen der Krankheits- und Sterbefälle, doch sind auf deutschen Schiffen keine Erkrankungen im vergangenen Quartale vorgekommen.

Die Quarantainemaassregeln werden hier streng gehandhabt und erhält kein Schiff freie Practica, wenn es nicht einen Gesundheitspass des französischen Consuls mitbringt, ohne vorher einer Beobachtungs-Quarantaine unterliegen zu müssen.

Das hiesige Militairhospital, welches übrigens Privat- und Seeleute aufnimmt, ist ein vorzügliches und steht unter der guten Direction französischer Marineärzte, doch haben die Herren, nach ihrer Mittheilung, hauptsächlich Syphilis zu behandeln.

Vom hydrographischen Bureau der Kaiserlichen Admiralität aus Berlin zugesendet.

Auszüge und Zusammenstellungen aus der statistischen Uebersicht der bei der Kaiserlichen Marine im ersten Halbjahr 1873 vorgekommenen Krankheits-, Unbrauchbarkeits-, Invaliditäts- und Sterblichkeits-Verhältnisse etc.

I. Kranke am Lande.

A. Ostsee-Station.

1) Kiel, St. Nicolai-Kirche, 54° 19'.4 N., 10° 8'.5 O.

Garnison und durchschnittliche Kopfstärke 1914 Mann.

Es wurden behandelt 2270 Mann = 118.6 Erkrankungen per 100 Mann,

davon wurden geheilt	2199 = 96.87	per 100 der Erkrankten,
» starben	10 = 0.44	» » » »
» wurden verlegt	3 = 0.13	» » » »
» blieben am 30. Juni in Behandlung	58 = 2.56	» » » »

Es waren durchschnittlich täglich krank 94.1 Mann = 4.9 % der Mannschaft. Die durchschnittliche Behandlungsdauer pro Mann betrug 7.5 Tage.

Einige der vorherrschenden Krankheiten waren:

Bronchialkatarrh	254 = 11.2	per 100 aller Erkrankten,
Mund- und Rachenkrankheiten	220 = 9.7	» » » »
Akuter Magenkatarrh	157 = 6.9	» » » »
Mandelentzündung	131 = 5.8	» » » »
Katarrhalisches Fieber	108 = 4.8	» » » »
Chronische Hautgeschwüre	92 = 4.1	» » » »
Wechselfieber	82 = 3.6	» » » »
Akuter Rheumatismus	68 = 3.0	» » » »
Tripper	52 = 2.3	» » » »
Lungenentzündung	39 = 1.7	» » » »
Constitutionelle Syphilis	31 = 1.4	» » » »
Wundlaufen, chronische Hautgeschwüre, Furunkel, Quetschung	252 = 11.1	» » » »

Der Typhus, welcher in früheren Jahren in Kiel häufiger zur Behandlung kam, ist im Laufe dieses Semesters nur in 6 Fällen aufgetreten.

2) Danzig, 54° 21' N., 18° 38' O.

Garnison und durchschnittliche Kopfstärke 167 Mann.

Es wurden behandelt 48 Mann = 28.7 Erkrankungen per 100 Mann,

davon wurden geheilt	42 = 87.5	per 100 der Erkrankten,
» starb	1 = 2.1	» » » »
» wurde verlegt	1 = 2.1	» » » »
» blieben am 30. Juni in Behandlung	4 = 8.3	» » » »

Es waren durchschnittlich täglich krank 4.6 Mann = 6.8 % der Mannschaft. Die durchschnittliche Behandlungsdauer pro Mann betrug 17.25 Tage.

Einige der vorherrschenden Krankheiten waren:

Akuter Rheumatismus	9 =	18.7 $^0/_0$ aller Erkrankten,
Akuter Magenkatarrh	4 =	8.3 » » »
Tripper	3 =	6.2 » » »
Wundlaufen, chronische Hautgeschwüre, Furunkel, Quetschung	5 =	10.4 » » »

An der Cholera, welche vorzugsweise unter den Flössern auf der Weichsel bei Danzig und in dessen Umgegend zahlreich auftrat, erkrankte in der Garnison Danzig von der Marine nur 1 Mann (Heizer), welcher vor Kurzem daselbst eingetroffen war. Ueber die Entstehungs-Ursache (Ansteckung) fehlen bestimmte Angaben.

3) Friedrichsort. 54° 23.5′ N., 10° 11.9′ O.

Garnison und durchschnittliche Kopfstärke 404 Mann.

Es wurden behandelt 351 Mann = 86.3 Erkrankungen per 100 Mann,

davon wurden geheilt	303 =	86.3 per 100 aller Erkrankten,
» starb	—	
» wurden verlegt	12 =	3.4 » » » »
» » für dienstuntauglich erklärt	2 =	0.6 » » » »
» kamen in andere Lazarethe	26 =	7.4 » » » »
» blieben am 30. Juni in Behandlung	8 =	2.3 » » » »

Es waren durchschnittlich täglich krank 15 Mann = 3.7 $^0/_0$ der Mannschaft. Die durchschnittliche Behandlungsdauer pro Mann betrug 8 Tage.

Einige der vorherrschenden Krankheiten waren:

Wechselfieber	22 =	6.3 per 100 aller Erkrankten,
Akuter Magenkatarrh	15 =	4.3 » » » »
Bronchialkatarrh	12 =	3.4 » » » »
Mandelentzündung	12 =	3.4 » » » »
Wundlaufen, chronische Hautgeschwüre Furunkel, Quetschung	87 =	24.8 » » » »

B. Nordsee-Station.

Wilhelmshaven, 53° 36.3′ N., 8° 9.5′ O.

Garnison und durchschnittliche Kopfstärke 1449 Mann.

Es wurden behandelt 1620 Mann = 111.8 Erkrankungen pr. 100 Mann,

davon wurden geheilt	1447 =	89.3 per 100 aller Erkrankten,
» starben	4 =	0.2 » » » »
» wurden verlegt	122 —	7.5 » » » »
» » für dienstuntauglich erklärt	15 =	0.9 » » » »
» blieben am 30. Juni in Behandlung	31 =	1.9 » » » »

Es waren durchschnittlich täglich krank 77.1 Mann = 5.3 $^0/_0$ der Mannschaft. Die durchschnittliche Behandlungsdauer pro Mann betrug 8.6 Tage.

Einige der vorherrschenden Krankheiten waren:

Wechselfieber	475 =	29.3 per 100 aller Erkrankten,
Bronchialkatarrh	147 =	9.1 » » » »
Mund- und Rachenkrankheiten	96 =	5.9 » » » »
Tripper	55 =	3.4 » » » »
Constitutionelle Syphilis	15 =	0.9 » » » »
Lungenentzündung	12 =	0.7 » » » »
Wundlaufen, chronische Hautgeschwüre, Furunkel, Quetschung	209 —	12.9 » » » »

Das Wechselfieber trat, wie auch im vorigen halben Jahre, am zahlreichsten in Wilhelmshaven auf.

Es waren daselbst im Durchschnitt täglich krank:

beim See-Bataillon	2.9 %,	
bei der See-Artillerie-Abtheilung	2.1	»
» » Torpedo-Abtheilung	1.3	»
» » 2. Werft-Division	0.5	»
» » 2. Matrosen-Division	0.1	»

Zu bemerken ist, dass auf den beiden Stationen zusammen 291 Mann, die im Lazareth behandelt wurden, doppelt gerechnet sind, wonach also obige Zahlen etwas zu modificiren wären. Auch wurden noch ausserdem 169 Kranke als Passanten von Schiffen in Wilhelmshaven und Kiel behandelt.

Zusammen mit den Passanten vertheilen sich die neu zugekommenen Kranken für die verschiedenn Monate folgendermassen:

Januar	586	Kranke.
Februar	1066	»
März	860	»
April	726	»
Mai	641	»
Juni	449	»

Vergleicht man diese Prozentsätze mit denen des vorigen Halbjahres, so ergiebt sich für dieses Halbjahr eine erhebliche Verminderung der Wechselfieber-Erkrankungen, und dieses günstige Resultat begründet die Wahrscheinlichkeit, dass nach Vollendung der im vorigen Jahre begonnenen Terrain-Erhöhung durch Kies-Aufschüttung und nach Vollendung resp. Belegung der im Bau begriffenen Kaserne für 600 Mann die Wechselfieber-Erkrankungen in Wilhelmshaven auf eine noch geringere Zahl herabsinken werden.

Die Krankheiten der Geschlechtsorgane hatten gegen das vorige Halbjahr in allen Garnisonen abgenommen.

Die Bronchialkatarrhe, Anginen, Rheumatismen, Lungenentzündungen etc. bildeten auch in früheren Semestern einen erheblichen Prozentsatz und finden nach den Berichterstattern ihre Entstehungsursache hauptsächlich in den Witterungseinflüssen, während die zahlreichen leichten Verletzungen, oberflächlichen Hautentzündungen etc. durch die Exercitien und Arbeiten der Mannschaften begründet werden.

Obige Listen enthalten nicht vollständig alle für unbrauchbar und invalide Erklärten, sondern damit verhielt es sich für die beiden Stationen zusammen folgendermassen:

Als unbrauchbar wurden entlassen 66 Mann = 1.7 %, und zwar wegen:

Verschiedener Lungenkrankheiten, schwacher Brust und Herzfehlers	15,
Augen und Ohrleiden	9,
Stottern	3,
Unwillkürliches Harnlassen und Urinfistel	3,
Allgemeiner Körperschwäche	3,
Geistiger Beschränktheit	1,
Epilepsie	3,
Langwieriger innerer Krankheiten und Gelenkrheumatismus	5,
Leistenbruch und Anlage dazu, Krampfadern, schlecht geheilter Knochenbruch, verschiedene Gelenkleiden und andere chirurgische Krankheiten	24.

Unter diesen 66 als unbrauchbar Entlassenen befinden sich nur 23 Mann, welche länger als 6 Monate dienten, die übrigen 43 Mann waren Rekruten.

Als halb invalide wurden entlassen 3 = 0.08 %, und zwar wegen Lungen- und Luftröhren-Katarrh 1, schmerzhafte Krampfadern 1, Schwäche im rechten Bein durch Verwundung 1.

Als ganz invalide wurden entlassen 31 = 0.8 %, und zwar:

Verschiedene Lungenleiden und Engbrüstigkeit 13,
Magengeschwür 1,
Chronischer Rheumatismus 2,
Hämorrhoidalknoten 1,
Hochgradige Kurzsichtigkeit 4,
Taubheit 1,
Wasserbruch 1,
Verunstaltung und Auftreibung der Knochen... 3,
Steifheit und Unbrauchbarkeit eines Gelenkes.. 3,
Anschwellung der Halsdrüsen 1,
Verlust beider Daumen .... 1.

Es starben durch Krankheit 14 Mann = 0.4 %, und zwar:

durch Brustfellentzündung 1,
» Lungen- und Brustfellentzündung........ 3,
» Brustfell- und Herzbeutelentzündung..... 1,
» Tuberculose 3,
» Bauchnervenfieber 1,
» Cholera................................ 1,
» Gehirnerschütterug 1,
» Verletzung des Kopfes 1,
» Eiteransammlung (Abscess).............. 1,
» Entzündung der Lymphdrüsen .... 1.

Durch Selbstmord starben 2 Mann = 0.05 % (1 Erhängen, 1 Erschiessen).

Ausserdem starben noch 4 Mann im Lazareth zu Kiel, welche zu den Schiffsbesatzungen gehörten:

an Lungen- und Brustfellentzündung.............. 1,
» Tuberculose 1,
» Gehirnentzündung 1,
» Zerreissung der Harnröhre in Folge eines Sturzes 1.

II. Kranke an Bord.

1) Heimathliche Station (Nord- und Ostsee).

Die Besatzungsstärke sämmtlicher Schiffe der heimathlichen Station betrug 3937 Mann, hiervon erkrankten 1169 Mann = 29.7 %, davon wurden geheilt 962 = 82.3 %, starb einer = 0.10 %, wurden für unbrauchbar erklärt 3 = 0.3 % der Erkrankten; am 30. Juni blieben in Behandlung 63 = 5.4 %, die Uebrigen wurden verlegt.

Einige der vorherrschenden Krankheiten waren:

Wechselfieber	117 =	10.01 %	aller Erkrankten,
Mandelentzündung und andere Mund- und Rachenkrankheiten	115 =	9.83 »	» »
Bronchialkatarrh	54 =	4.62 »	» »

Lungenentzündung	17 =	1.45 % aller Erkrankten,
Weicher Chanker	16 =	1.37 » » »
Tripper	21 =	1.71 » » »
Verschiedene äussere Krankheiten, als da sind Verwundungen, Verrenkungen, Verstauchungen, Quetschungen, Fingerenzündungen, Furunkel, Hautgeschwüre etc.	283 =	24.21 » » »

Die zahlreichen Wechselfieber-Erkrankungen betrafen fast sämmtlich solche Mannschaften, welche schon während ihres Aufenthaltes in Wilhelmshaven daran gelitten hatten, auf den zur Ostsee-Station gehörigen Schiffen kamen nur 18 Fälle vor.

Hautkrankheiten, Verstauchungen, Quetschungen, Verwundungen etc. wurden durch die Ausbildung der Mannschaften in den verschiedenen Zweigen des Schiffsdienstes veranlasst. Auch bei den Schiffsbesatzungen kamen Krankheiten der Geschlechtsorgane seltener als früher vor. Die übrigen durch Witterungseinflüsse bedingten Krankheiten stehen zur Besatzungsstärke der Schiffe in einem ähnlichen Prozent-Verhältniss wie bei den am Lande stationirten Mannschaften zu ihrer Garnisonstärke.

2) Expedition nach Ostasien.

Sr. Maj. Dampf-Korvette Nymphe (Berichterstatter Assistenz-Arzt Dr. Peipers) besuchte während des Halbjahres Hongkong, Bangkok, 13° 58′ N., 100° 34′ O., Singapore (Flaggenstange) 1° 17⁴′ N., 103° 51³′ O., Labuan, 4° 25′ N., 114° 50′ O., Rhede von Sulu, 6° 3.²′ N., 121° O., Bangao, (Bangoy, 1° 50′ S., 124° O.), Sandakan auf Borneo, 5° 54′ N., 118° 6′ O, Maludubay, 6° 45′ N., 116° 15′ O., und die Anamba-Inseln, (N. W.-Ende 3° 5′ N., 105° 33′ O.)

Die Besatzungsstärke betrug 178 Mann, davon erkrankten 146 = 82 % und starb 1 Mann = 0.56 % der Mannschaft.

Unter den vorherrschenden Krankheiten waren:

Wechselfieber		13 =	8.9 % der Erkrankten,
Dysenterie		12 =	8.2 » » »
Durchfall		32 =	21.9 » » »
Rheumatismus		10 =	6.8 » » »
Constitutionelle Syphilis	8		
Tripper	4	15 =	10.3 » » »
Bubo	3		
Aeussere Entzündungen, Quetschung. und Verwundungen etc.		28 =	19.2 » » »

Besonders zu erwähnen sind Diarrhoe, Dysenterie und Wechselfieber. Die Diarrhoe trat Ende März bald nach dem Verlassen von Singapore epidemisch auf, indem fast die ganze Besatzung befallen wurde, die Entstehungsursache wird vom Berichterstatter hauptsächlich im Trinkwasser gesucht. (In dem Rapport ist der schädliche Bestandtheil dieses Wassers nicht näher angegeben, auch der Fluss oder Quell nicht bezeichnet, aus welchem das Trinkwasser entnommen war. Die diätetischen Massregeln gegen diese Epidemie bestanden in der Verabreichung von dünnem Thee als Trinkwasser, in dem zeitweisen Ausschluss der Hülsenfrüchte und ihrem Ersatz durch Reis. Nach dieser Epidemie erkrankten in dem darauf folgenden Monat 10 Mann an Dysenterie, sie genasen jedoch leicht bei der Behandlung mit Ricinusöl.

Bald nach dem Verlassen des Hafens von Hongkong traten Erkrankungen von Wechselfieber ein, im Ganzen 13 Fälle und meistens mit andern Krankheiten kombinirt. Hongkong, welches früher als Fieberheerd berüchtigt war, denn es starben z. B. 1843 von der englischen Garnison 22 % fast allein an Fieber und Dysenterie, hat sich im Laufe der Jahre in Beziehung auf seine Gesundheitsverhältnisse sehr wesentlich verbessert.

Die Krankheits- und Sterblichkeits-Verhältnisse von 6 anderen Schiffen (Arcona, Gazelle, Vineta, Hertha, Thetis und Medusa, welche in frühern Jahren mit einer Gesammt-Besatzung von ca. 2000 Mann in Ostasien stationirt waren, geben ähnliche Resultate, so dass dadurch das Nachtheilige der Station im Vergleich mit der heimathlichen bestätigt wird.

3) Expedition nach Westindien.

Die Besatzungsstärke sämmtlicher Schiffe betrug 1743 Mann, davon erkrankten 1188 Mann = 68.2 %.

Es starben an Bord..... 2 }
Im Landlazareth .... 1 } 3 = 0.17 % der Mannschaft.

Unter den vorherrschenden Krankheiten waren:

Wechselfieber	44 = 3.70 %	der	Erkrankten,	
Durchfall	16 = 1.35 »	»	»	
Akuter Rheumatismus	12 = 1.0 »	»	»	
Tripper	22 = 1.85 »	»	»	
Aeussere Entzündungen, Quetschungen u. dgl.	73 = 6.14 »	»	»	

Sr. Maj. Fregatte Friedrich Carl (512 Mann, Berichterstatter Stabsarzt Dr. Fuhrmann) besuchte während des Halbjahrs Curaçao (St. Anna), 12° 6′ N., 68° 54′ W., Sabanilla, 11° 2′ N., 75° 8′ W., Port au Prince, 18° 30′ N., 72° 20′ W., Kingston, 17° 56′ N., 76° 47′ W., Port royal, 17° 59′ N., 76° 40′ W., Havanna, 23° 9′ N., 82° 22′ W., Azoren (Fayal) S. O.-Spitze, 38° 30.2′ N., 28° 41.9′ N., Plymouth (neue Kirche), 50° 22.4′ N., 4° 7.3 W., Wilhelmshaven, 53° 36.3′ N., 9° 9.5′ O., Lissabon (Observatorium) 38° 42.4′ N., 9° 8.3′ W., Cadix (Observatorium), 36° 27.8′ N., 6° 12.3′ W., Gibraltar 36° N., 5.36′ W. und Malaga (Kathedrale), 36° 42.3 N., 4° 28′ W.

Nach dem Aufenthalt in Port royal und Havanna trat die Dysenterie in 13 Fällen = 2.54 % der Besatzung auf. Der letzterwähnte Hafen wird besonders als die Quelle von Wechselfieber-Erkrankungen bezeichnet, welche zahlreich entstanden. Sie entwickelten sich auch in Wilhelmshaven, als das Schiff daselbst längere Zeit im Dock lag. (Der halbjährliche Rapport war noch nicht eingegangen, weshalb eine eingehendere Mittheilung unterbleibt.)

Sr. Maj. Dampf-Korvette Vineta (369 Mann, Berichterstatter Stabsarzt Dr. Bäuerlein) besuchte dieselben westindischen Häfen wie Friedrich Carl, trat am 13. März die Rückreise an und wurde am 5. Mai ausser Dienst gestellt. Der Gesundheitszustand war günstiger als im vorigen Halbjahr, in welchem eine Typhus-Epidemie von 20 Fällen = 5.42 % der Mannschaft nachträglich zu erwähnen ist. Als Entstehungsursache dieser Epidemie wird der Aufenthalt in Havana bezeichnet, aber gleichzeitig in hygienischer Beziehung der Umstand erwähnt, dass zahlreiche Leichen von Ratten an unzugänglichen Orten des Schiffes moderten und einen intensiv kadaverösen Geruch verbreiteten, welcher erst durch fortgesetzte energische Desinfectionen beseitigt wurde (das Desinfectionsverfahren ist nicht näher angegeben). Von den 20 Typhen verliefen 4 (= 20 %) tödtlich, und zwar 3 in Folge von Darmblutungen. Der Hafen von Havanna wird von allen Berichterstattern als sehr ungesund bezeichnet, er erhält den Unrath der ganzen volkreichen Stadt und der zahlreich ankernden Schiffe, sein Wasser wird nicht durch nennenswerthe Flüsse ausgespült, Ebbe und Fluth vermitteln nur einen geringen Wechsel des Hafenwassers, weil der Hafeneingang eng, im spitzen Winkel in das Hafenbecken mündet. Auf einer Seite dieses Hafens sind seine Ufer flach und sumpfig, erhalten mit jeder eintretenden Fluth neue organische Stoffe, welche, während der Ebbe trocken gelegt, von den Sonnenstrahlen erwärmt und in Gährung versetzt, faulige Gase exhaliren, welche sich mit den Ausdünstungen des Hafenwassers vereinigen. Diese Ausdünstungen stagniren zuweilen, weil die Ventilation des Hafenbeckens und der Stadt durch den nordöstlich gelegenen hohen Bergrücken zeitweise sehr beeinträchtigt wird. In diesen Verhältnissen liegt die Ursache, weshalb Gelbfieber, Typhus und bösartige Wechselfieber unter allen westindischen Häfen am häufigsten in Havanna epidemisch auftreten.

Sr. Maj. Dampf-Korvette Elisabeth (378 Mann, Berichterstatter Stabsarzt Müller) besuchte dieselben Häfen wie Sr. Maj. Panzer-Fregatte Friedrich Carl, ausserdem noch Carthagena (Obs.), 37° 35.7' N., 1° 2.1' W., Barcelona, 41° 23' N., 2° 7' O., und Taragona, 41° 9' N., 1° 20' O.

Erwähnenswerth sind nur Wechselfieber, welche im Hafen von Havanna entstanden (der halbjährliche Rapport war noch nicht eingegangen).

Sr. Maj. Dampf-Korvette Gazelle (389 Mann, Berichterstatter Stabsarzt Dr. Rüdorff) besuchte dieselben westindischen Häfen wie Friedrich Carl.

Ausser den Wechselfieber-Erkrankungen wird noch ein Fall von Gelbfieber und ein Fall von schwerem remittirenden Fieber hervorgehoben, welche in Havanna auftraten.

Sr. Maj. Dampf-Kanonenboot Albatross (95 Mann, Berichterstatter Assistenz-Arzt Dr. Kottrup) besuchte ausser den bereits erwähnten Plätzen in Westindien noch Aspinwall 9° 20' N., 80° 1' W., St. Thomas (Fort Christian) 18° 20.7' N., 64° 55.4' W., Matanzas, 23° 2.5' N., 81° 39.3' W., Friedrichstadt (St. Croix, Ost-Ende) 17° 45.5' N., 64° 33.7' W., Rhede von Mona, 18° 5' N., 67° 49' W., Porto Plata, 19° 50' N., 70° 50' W., Rhede von Monte Christi, 19° 50' N., 17° 49' W.

Hervorzuheben sind nur zahlreiche Wechselfieber. Ein Mann starb an bösartigem Wechselfieber.

Das günstige Sterblichkeits-Verhältniss auf der westindischen Station ist nicht als Maasstab festzuhalten, weil keines der Schiffe, vielleicht wegen des häufig wechselnden Aufenthalts, von einer Gelbfieber-Epidemie befallen wurde.

4) Expedition nach dem Mittelmeere.

Sr. Maj. Dampf-Kanonenboot Delphin (60 Mann, Berichterstatter Assistenz-Arzt Dr. Braune) besuchte Constantinopel (St. Sophienkirche), 41° 0.3' N., 28° 59' O., Syra, 37° 26' N., 24° 57' O., Malta (Valetta Obs.), 35° 53.8' N., 14° 31.3' O., Tunis, 36° 48' N., 10° 11.2' O., Malaga, 36° 42.3' N., 4° 28' W., Almeria, 36° 52.5' N., 2° 31.2' W., Barcelona, 41° 23' N., 2° 7' O., und Gibraltar, 36° N., 5° 36' W.

Erwähnenswerthe Erkrankungen sind nicht vorgekommen.

5) Schulschiffe.

Die Besatzungsstärke der beiden Schulschiffe betrug 392 Mann. Es erkrankten 78 Mann = 19.9 %. Todesfälle sind nicht vorgekommen.

Sr. Maj. Segel-Fregatte Niobe (242 Mann, Berichterstatter Stabsarzt Dr. Epping) besuchte **Dartmouth**, 50° 21′ N., 3° 33′ W., und **Lissabon**, 38° 42.4′ N., 9° 8.3′ W.

Der Gesundheitszustand war fortwährend ein sehr günstiger.

Sr. Maj. Brigg Undine (150 Mann, Berichterstatter Assistenz-Arzt Lammert) besuchte **Lissabon**, 38° 42.4′ N., 9° 8.3′ W., **Porto Grande** und **Plymouth**, 50° 22.4′ N., 4° 7.3′ W.

Wichtige Erkrankungen sind nicht zu erwähnen.

Vom Director-General des Medicinal-Departements der Flotte, A. Armstrong, der Handels- und Schifffahrts-Deputation zugesendet.

Aus dem statistischen Bericht über den Gesundheitszustand der englischen Kriegsflotte im Jahre 1871.

Gedruckt auf Befehl des Hauses der Gemeinen, 22. Juli 1873.

Im Vergleich mit 1870 war die Zahl der Erkrankten, Invalidisirten und Gestorbenen eine geringere. Es starben 11.1 per 1000 weniger als im voraufgegangenen Jahre, wo aber die Höhe der Sterbefälle durch den Untergang des Captain und Slaney bedingt wurde. Nach Abzug der durch diese Schiffbrüche veranlassten Verluste betrug die Zahl der Todten in beiden Jahren dieselbe, nämlich 8.5 per 1000 Mann. Da durch das Herrschen der Blattern in den vereinigten Königreichen die Schiffe der heimathlichen Station bedroht waren und da dieselbe Gefahr auf den fremden Stationen vorhanden war, besonders in China und Japan, wo die Krankheit jedes Jahr epidemisch auftritt, so wurde eine allgemeine Revaccination der Mannschaften angeordnet und sorgfältig ausgeführt, was gute Früchte getragen hat.

Die Aerzte aller Stationen, wo die Contagious diseases act (Untersuchung der Prostituirten) in Kraft ist, fahren fort, über die wohlthätige Wirkung derselben zu berichten, besonders auch in Bezug auf Japan.

Darmnervenfieber ist beständig vorherrschend in fast allen Häfen des Mittelländischen Meeres, vorzüglich auf Malta.

Für den guten Gesundheitszustand der Flotte spricht vor Allem der Umstand, dass nur 4 Fälle von Scorbut vorkamen und dazu 2 derselben bei Kroomen (Neger von Sierra Leone). Zum ersten Male in diesen Berichten ist eine Alters-Tabelle der Mannschaften aufgestellt worden, woraus folgt, dass:

im Alter von	15—25	Jahren stehen	50.04 %,	und	von	den	Erkrankten	56.28 %,
» » »	25—35	» »	35.61 »	»	»	»	»	33.57 »
» » »	35—45	» »	11.66 »	»	»	»	»	8.34 »
» » »	45—55	» »	2.50 »	»	»	»	»	1.52 »
» » »	55—65	» »	0.16 »	»	»	»	»	0.08 »

1) Heimathliche Station.

62 Schiffe mit 22,100 Mann Besatzung.

20,886 Fälle von Erkrankung und Verletzung kamen vor, also 945 per 1000 Mann = 11 per 1000 mehr als 1870, davon wurden 612 invalidisirt = 27.6

und 148 starben = 6.6 per 1000, 1.4 per 1000 weniger invalidisirt und 22.7 per 1000 weniger gestorben als 1870. Durchschnittlich waren täglich 904 Mann auf der Krankenliste. Davon litten an:

Darmnervenfieber	28,	davon starben	5,
Fleckfieber	1,	» »	1,
Rückfällig Fieber	1,	» »	—,
Einfach continuirlichem Fieber	191,	» »	1,
Kaltem Fieber	123,	» »	—,
Remittirendem Fieber	1,	» »	—,
Blattern	67,	» »	4,
Kuhpocken	252,	» »	—, *)
Wasserpocken	4,	» »	—,
Scharlach	97,	» »	1,
Masern	62,	» »	—,
Diarrhoe	776,	» »	1,
Dysenterie	12,	» »	2,
Primärer Syphilis	792,	» »	—, } zusammen 2240 = 10.7 % aller Kranken.
Secundärer »	336,	» »	—,
Tripper	1112,	» »	—,
Wahnsinn	25,	» »	—,
Sonnenstich	1,	» »	—,
Delirium tremens	20,	» »	—,
Verletzungen	4174,	» »	11,
Es ertranken			18,
Es starben durch Selbstmord			2.

Das einfache continuirliche Fieber war hauptsächlich durch Erkältung verursacht.

Während die Hafenplätze in England mit Beaufsichtigung der Prostitution weniger und milder inficiren, wird über andere Plätze, die nicht unter der contagious diseases act stehen, geklagt, so über Hull, 53° 45′ N., 0° 20′ W. und Portland, 50° 31′ N., 2° 27′ W. Es wird gesagt, dass, wenn ein Kriegsschiff letzteren Hafen besuche, auf viele Meilen weit von den benachbarten Districten von Yeovil, 50° 56′ N., 2° 36′ W. landeinwärts und bis Southampton, 50° 54′ N., 1° 25′ W., die nicht beaufsichtigten Frauenzimmer herbeiströmen, wovon viele Ansteckung die Folge.

Wegen Tripper waren täglich 66 Mann dienstunfähig, während die andern venerischen Krankheiten abnehmen, scheint diese mildere Form zuzunehmen.

Im Jahre 1869 litten 38.7 per 1000 Mann an dieser Krankheit.
» » 1870 » 48.9 » » » » » »
» » 1871 » 50.3 » » » » » »

2) Mittelmeer-Station.

21 Schiffe mit 4000 Mann.

6232 Fälle von Erkrankung und Verletzung = 1558 per 1000 Mann, 236 per 1000 mehr als 1870. Es wurden invalidisirt 173 = 43.2 per 1000 und starben 44 = 11 per 1000. Es wurden 0.9 per 1000 mehr invalidisirt und starben 3.8 per 1000 mehr als 1870.

*) Diese Leute waren wegen starker Entzündung der geimpften Schutzblattern durchschnittlich 7 Tage dienstunfähig.

Täglich waren durchschnittlich 224.8 Mann auf der Krankenliste. Davon litten an:

Darmnervenfieber	18,	davon starben 5,	
Typhösem Fieber	5,	» » —,	
Einfach continuirlichem Fieber	214,	» » —,	
Kaltem Fieber	37,	» » —,	
Remittirendem (Küsten-) Fieber	195,	» » —,	
Blattern	30,	» » 5,	
Kuhpocken	101,	» » —,	(durchschnittlich 5 Tage arbeitsunfähig.)
Wasserpocken	4,	» » —,	
Masern	7,	» » —,	
Scharlach	1,	» » 1,	
Diarrhoe	318,	» » —,	
Dysenterie	10,	» » —,	
Primärer Syphilis	138,	» » —,	zusammen 297 = 4.8 % aller Kranken.
Secundärer »	41,	» » 1,	
Tripper	118,	» » —,	
Wahnsinn	5,	» » —,	
Sonnenstich	3,	» » —,	
Delirium tremens	3,	» » —,	
Verletzungen	1383,	» » 7,	

Ein grosser Theil der Blattern stammte von Malta, wo dieselben stark herrschten, in einem District starben 25.4 % der Erkrankten.

In Beziehung auf Entstehung der Nervenfieber wird besonders der Hafen von Malta angeklagt und vorzüglich die Partie desselben, welche Dockyard Creek genannt wird. Dockyard Creek ist durchschnittlich nur 180 Yards breit, auch durchschnittlich nur 36 Fuss tief und hat weder Ebbe, noch Fluth. Es verläuft in einem fast rechten Winkel vom grossen Hafen 1200 Yards weit neben der hohen felsigen Halbinsel, auf welcher die sogenannten 3 Städte, Vittoriosa, Cospicua oder Burmola und Senglea, gebaut sind, die ungefähr 25,000 Einwohner enthalten. Aller Cloakeninhalt der 3 Städte ergiesst sich in diesen Theil des Hafens, an dem das Dockyard (Seemagazin) sich befindet und die hauptsächlichsten Beamten des Seewesens wohnen. Am innern Ende dieser grossen Cloake liegen auch noch die beiden im Jahre 1838 erbauten Werften und deren Werkstellen und ergiesst sich gerade in den blind endenden Theil noch die Cloake des dicht bevölkerten Districtes Cospicua. Besonders wenn nun der Sirocco weht, oder in der schwülen Sommerhitze, entstehen höchst übelriechende, krankmachende Ausdünstungen. Aehnliches wird über die neue Werft, genannt Sommerset, geklagt. Auch von Neapel wird gemeldet, dass im Sommer Nervenfieber daselbst vorherrsche, wahrscheinlich veranlasst durch die verpestende Atmosphäre der Bai, in die sich aller Cloakeninhalt ergiesst und wo die Fluth fehlt.

Sonnenhitze oder gastrische Störungen riefen das milde continuirliche Fieber hervor.

Fast die Hälfte der Fälle von kaltem Fieber stammte von der Donau her.

Das remittirende Fieber stammte hauptsächlich von der Donau, Malta und Syrien.

Die syphilitischen Affectionen waren besonders in Neapel, Malta, Gibraltar und Lissabon zugezogen.

3) Station Nord-Amerika und West-Indien.

23 Schiffe mit 3060 Mann.

4504 Fälle von Erkrankung und Verletzung = 1471.8 per 1000 Mann, 79.7 per 1000 weniger als 1870. Es wurden invalidisirt 87 = 28.4 pr. 1000 und starben 20 = 6.5 per 1000 Mann. Es wurden per 1000 weniger invalidisirt 2.8 und starben weniger 1.9 als 1870. Täglich waren durchschnittlich 138.6 Mann auf der Krankenliste. Davon litten an:

Darmnervenfieber	1,	davon starben —,	
Einfach continuirlichem Fieber	102,	» » —,	
Gelbem Fieber	25,	» » —,	
Kaltem »	7,	» » —,	
Remittirendem Fieber	27,	» » —,	
Kuhpocken	11,	» » —,	
Diarrhoe	347,	» » —,	
Dysenterie	6,	» » —,	
Primärer Syphilis	121,	» » —,	zusammen
Secundärer »	56,	» » —,	260 = 5.8 %
Tripper	83,	» » —,	aller Kranken.
Wahnsinn	3,	» » —,	
Sonnenstich	5,	» » —,	
Delirium tremens	7,	» » 1,	
Verletzungen	1013,	» » 4.	
Es ertranken und starben durch Selbstmord je		1.	

Was das continuirliche Fieber anbetrifft, so dauerte die mildere Sorte gewöhnlich nur 24 Stunden, war dann aber recht heftig, worauf sofort ein Nachlass eintrat, der rasch in Genesung überging. Es kam dieses Fieber zu verschiedenen Zeiten des Jahres bei den westindischen Inseln vor. Was die heftigere Sorte betrifft, so war sie beständig begleitet von Kopfschmerzen, Uebelkeit, zuweilen galligtem Erbrechen, Puls von 100—120, allgemeinem Elendfühlen. Oft war Verstopfung, zuweilen Diarrhoe vorhanden und meist, wie gewöhnlich bei allen Fiebern West-Indiens, Rückenschmerzen. Bei St. Thomas kamen Fieber ohne Rückenschmerzen vor. Die Behandlung bestand hauptsächlich darin, dass man die Kranken in Hängematten an die kühlsten Theile des Schiffes brachte und möglichst vor der Sonne schützte, die Haare kurz abschnitt, die Stirne mit möglichst kaltem Wasser kühlte, einen Senfteig oder Blasenpflaster in den Nacken legte, die Verstopfung mit Abführmitteln bekämpfte, erst mercurielle, dann salinische, und eine leichte Mehl-Nahrung verabreichte; wenn die Reconvalescenz eintrat, nahrhaftere Diät mit Wein gab und zur Stärkung Chinin und andere Bitterstoffe (Gentiana, Quassia). Man sah auch grossen Nutzen, wenn man das Brechen durch Brechmittel behandelte (Ipecacuanha mit Tartarus stibiatus). Zuweilen sind nachher schweisstreibende Mittel oder in andern Fällen Chinin 30 Centigramme auf einmal zu nehmen. In den Fällen, wo Leibschmerz und Diarrhoe vorhanden war, gab man Calomel und 3 Stunden nachher Ricinusöl. In einem Falle war das Fieber von dunklem Erbrechen für einen Tag begleitet, ohne dass sich aber gelbes Fieber entwickelte.

In Beziehung auf das gelbe Fieber ist zu bemerken, dass, obgleich keine Todesfälle in der Station notirt wurden, doch 2 an der Krankheit starben, aber erst nachdem das Schiff der unregelmässigen Macht zugetheilt worden war, wo man sie finden wird. Der günstige Verlauf der andern Fälle wird damit zusammengebracht, auf einem Schiffe waren 18, dass man möglichst rasch nach Norden, Halifax, 44° 39′ N., 63° 40′ W., absegelte. Kingston, 17° 56′ N., 76° 47′ W., im October, und Havanna, 23° 9′ N., 82° 22′ W., im Juni, waren die hauptsächlichen Krankheitsquellen. Ausserdem schien von Nutzen im Anfang ein starkes Abführmittel, dann alle 2 Stunden eine salinische Mixtur, gegen das Erbrechen Chlorodyne, Chloroform, Branntewein oder geeister Champagner. Chlorodyne schien am nützlichsten, ferner Eis auf den Kopf, Senfteige auf die Brust, beef-tea und Arrow-root und Kalbfüsse-Gelée während der ganzen Krankheit als Nahrung. Die Kranken wurden möglichst isolirt, die Räumlichkeiten desinficirt und ventilirt. In andern Fällen schien von Nutzen chlorsaures Kali zu 30 Centigramme als Dosis in einer Mixtur zu geben, mit kohlensauren Getränken das Erbrechen zu bekämpfen.

Das remittirende Fieber (heftiger Stirnschmerz, heisse, brennende Haut, Sahläfrigkeit, rascher voller Puls, zuweilen Uebelkeit und Erbrechen, belegte Zunge, auch Durst und Ruhelosigkeit, die Erscheinungen abnehmend gegen Morgen, zunehmend Abends) kam zum Theil bei Santiago de Cuba, 19° 59′ N., 75° 58′ W., vor. Der Hafen ist vom Lande sehr eingeschlossen, hat einen engen, gewundenen Eingang, vom Cloakeninhalt der Stadt erfüllt, welche selbst voll übler Gerüche ist. Man behandelte anfangs mit Calomel und Rhabarber, gab dann schweisstreibende Mittel und Chinin.

Was die Syphilis anbetrifft, so wurde sie hauptsächlich in Halifax, Quebeck, 46° 49′ N., 71° 16′ W., und St. John, 47° 27′ N., 52° 50′ W. (New-Foundland), erworben. Ueber die Gesundheitsverhältnisse der Prostituirten wird geklagt.

4) Station Südostküste von Amerika.

6 Schiffe mit 530 Mann.

667 Fälle von Krankheit und Verletzung = 1258.4 per 1000 Mann, 124.1 per 1000 mehr als 1870. Es wurden invalidisirt 20 Mann = 37.7 per 1000, 9.4 per 1000 mehr und starben 3 Mann = 5.6 per 1000, 12.3 per 1000 weniger als 1870. Es waren durchschnittlich täglich 17.5 Mann auf der Kaukenliste. Davon litten an:

		davon starben	
Einfach continuirlichem Fieber	17,	—,	
Blattern	1,	—,	
Kuhpocken	5,	—,	
Diarrhoe	101,	—,	
Dysenterie	3,	1,	
Primärer Syphilis	4,	—,	zusammen 14 = 2.1 % aller Kranken,
Secundärer »	4,	—,	
Tripper	6,	—,	
Verletzungen	122,	1.	

Das einfache continuirliche Fieber war hauptsächlich durch Sonnenhitze verursacht und meist sehr milder Natur. Ein merkurielles Abführungsmittel, etwas Chinin nachher in Wein oder Bier zur Stärkung war in einigen Fällen von Nutzen.

Die Blattern stammten von Montevideo. Die Krankheit soll in den Städten am Laplata und im übrigen Lande endemisch sein. Im Jahre 1871 waren sie in Montevideo während des Winters, März bis Juli sehr vorherrschend, schwarze Blattern häufig, mit Tod am dritten oder vierten Tage. In Buenos Ayres verursachten die Blattern ebenfalls gleich nach Erlöschen des gelben Fiebers eine grosse Mortalität. Es kamen dieselben Formen wie in Montevideo vor. Sie wütheten ebenfalls in den Städten am Uruguay und durch das ganze Land. Die Regierung von Uruguay sorgt wenig für Vaccination, die nicht obligatorisch ist. Unter den Ursachen der Diarrhoe wird schlechtes Wasser von Montevideo angeführt, wo im Januar und Februar grosse Hitze herrscht und die öffentliche Gesundheitspflege sehr mangelhaft sein soll.

5) Station Stilles Welt-Meer.

10 Schiffe mit 1750 Mann.

2693 Fälle von Krankheit und Verletzung = 1538.8 per 1000 Mann, 46.9 per 1000 mehr als 1870. Es wurden invalidisirt 56 Mann = 32 per 1000, 10.1 per 1000 mehr als 1870, und starben 11 Mann = 6.2 per 1000, 1.7 per 1000 weniger als 1870. Es waren täglich durchschnittlich 91.4 Mann auf der Krankenliste. Davon litten an:

Blattern	1,	davon starben —,	
Kuhpocken	1,	» » —,	
Darmnervenfieber	6,	» » —,	
Einfach continuirlichem Fieber	78,	» » —,	
Kaltem Fieber	13,	» » —,	
Remittirendem Fieber	23,	» » —,	
Diarrhoe	111,	» » —,	
Dysenterie	2,	» » —,	
Scorbut	1,	» » —,	
Primärer Syphilis	128,	» » —,	zusammen
Secundärer »	56,	» » —,	257 = 9.5 %
Tripper	73,	» » —,	aller Kranken.
Wahnsinn	2,	» » —,	
Delirium tremens	2,	» » —,	
Verletzungen	514,	» » 1,	
Es Ertranken	—,	» » 2.	

Das Nervenfieber zeigte sich bei San Francisco 38° 11' N., 121° 51' W. In einem Schiffe kamen allein 49 Fälle von einfachem continuirlichen Fieber und 17 von remittirendem Fieber vor, von Mitte Juli bis gegen Ende December die meisten, besonders an der peruanischen Küste. Das remittirende Fieber dauerte durchschnittlich 28, das einfach continuirliche 8—10 Tage. Im Golf von Californien kamen auch 16 Fälle von dem einfach continuirlichen Fieber vor, durch klimatische Einflüsse, wie es schien, veranlasst, denn am Tage war grosse Hitze, die Nacht feucht 7—8° kühler, bei Nord-West-Wind und regelmässig Morgens 5 Uhr sich erhebender Seebrise. Bei der Hauptmasse des Fiebers scheint man schädliche Einflüsse des Schiffes selbst angenommen zu haben, es wurde darum mit Kalk geweisst, mit Schwefel geräuchert, gehörige Ventilation hergestellt und die Kranken vom unteren Deck unter das Vorderkastell gebracht, Calomel, Rhabarber, Ricinussöl, Chinin wurden hauptsächlich in Anwendung gezogen.

In einem Schiffe kamen 23 Fälle von primärer Syphilis und 2 von secundärer, in einem andern 36 Fälle von primärer und 9 von secundärer Syphilis, in einem dritten 40 Fälle primärer und 21 secundärer Syphilis vor. Von Valparaiso 33° 2' S., 71° 42' W. stammten die meisten Fälle und zwar die bösartigsten. Einer der berichtenden Aerzte sagt von der Stadt, sie wäre ärger als ein Pesthaus und in Beziehung auf Syphilis schlimmer als Yokohama vor Einführung der contagious diseases act gewesen sei, dagegen wird die Vancouver Insel 49 ⁰ 3 ' N., 125 ⁰ 30' W. gerühmt und besonders Owhyhee 19 ⁰ 35 ' N., 155 ⁰ 50 ' W. Von dieser Sandwichinsel wird gesagt, dass die Moralität keine grosse und die Prostitution verbreitet sei. Anerkannte Prostituirte giebt es daselbst ungefähr 300, bei einer Bevölkerung von 19,000 = 1.6 %, doch stehen sie unter strenger Aufsicht. Wenn eine Prostituirte aufgefunden wird, die ein venerisches Uebel verhehlt hat, so wird sie 60 Tage bei harter Arbeit eingesperrt und dabei je nach dem noch in Geldstrafe genommen. Obgleich nun der Verkehr mit den Eingeborenen ein ebenso häufiger wie in Valparaiso war, so kam doch nur 1 Fall von Syphilis, je 2 von Tripper und Eichelentzündung vor.

Was den Scorbut anbetrifft, so kamen eigentlich 2 Fälle auf einem Schiffe vor, doch ist nur einer notirt worden. In einem dieser Fälle war Nachtblindheit und Taubheit zugleich vorhanden und machte einen Rückfall, nachdem 15 Tage Pökelfleisch gegessen worden war.

6) Station Westküste von Afrika und Cap der guten Hoffnung.

17 Schiffe mit 1300 Mann.

2051 Fälle von Krankheit und Verletzung = 1577.6 per 1000 Mann, 108.7 per 1000 weniger als 1870. Es wurden invalidisirt 80 Mann = 61.5 per 1000 = 9.2 per 1000 mehr als 1870 und starben 15 Mann = 11.5 per 1000 = 0.8 per 1000 mehr als 1870. Es waren täglich durchschnittlich auf der Krankenliste 81.1 Mann. Davon litten an:

		davon starben	
Kuhpocken	13,	—,	
Masern	3,	—,	
Einfach continuirlichem Fieber	158,	2,	
Gelbem Fieber	1,	—,	
Kaltem Fieber	19,	—,	
Remittirendem Fieber	47,	1,	
Diarrhoe	100,	—,	
Dysenterie	12,	1,	
Primärer Syphilis	17,	—,	zusammen
Secundärer »	11,	1,	85 = 4.1 %
Tripper	57,	—,	aller Erkrank.
Wahnsinn	3,	—,	
Sonnenstich	9,	—,	
Verletzungen	377,	1,	
Es ertranken	—,	2.	

Die Masern stammten von Simonstown 34 ⁰ 11.3' S., 18 ⁰ 26' O., wo sie epidemisch herrschten.

75 Fälle von continuirlichem Fieber kamen in einem Schiffe vor und zwar an der Westküste von Afrika, das Fieber schien ab und zuzunehmen, also remittirend zu sein, doch zeigte der Thermometer, dass die Temperatur eine hohe blieb + 103 F. = + 39.5 C. — + 105 F. = + 40.5 C., also das Fieber continuirlich war. In schlimmen Fällen stieg das Fieber auf + 107 F. = + 41.6 C. Erst wenn die Temperatur sich der normalen nähert, und so lange muss Chinin gegeben werden, ist die Kraft der Krankheit gebrochen.

Mit Nachlass des Fiebers und Sinken der Hauttemperatur stellte sich sehr häufig Lungenentzündung ein, was als gutes Zeichen betrachtet wurde, weil es dann nicht zu den gefürchteten mit diesen Küstenfiebern sich leicht verbindenden schweren Gehirnleiden kam. Auch andere erfahrene Aerzte, die in der Gegend der sogenannten Oelflüsse der westafrikanischen Küste sich längere Zeit aufgehalten hatten, hegten dieselbe günstige Meinung vom Eintritt der Lungenentzündung. Wenn kein Durchfall bei dem Fieber vorhanden war, so behandelte man wohl in der Weise, dass man erst eine gehörige Portion Bittersalz mit 24 Centigramme Chinin gab, nach erfolgter Oeffnung 1 Gramme 24 Centigramme Chinin und dieselbe Dosis nach 24 Stunden wieder, wenn Temperatur und Puls hoch blieben. Es waren höchsten 3 solcher Dosen nöthig. Es kamen auch leichtere Fieber beim Congo Fluss 6 ° S., 15 ° O. und Kabenda 5 ° 30 ' S., 12 ° 13 ' O. vor (Kopfschmerz, rascher Puls, erhöhte Hauttemperatur, Verdaungsstörung.) In einigen Fällen begann die Krankheit mit Uebelkeit und Erbrechen, in anderen mit einem Frostschauer. Man purgirte erst mit Calomel und gab dann rasch 1 Gramme 24 Centigramme Chinin. War der Magen sehr reizbar, so gab man sofort eine geringere Quantität Chinin mit 30 Centigramme Calomel und einen Senfteig auf die Magengegend, ausserdem kohlensaure Getränke. Nachher gab man 3 mal täglich 30 Centigramme Chinin bis zur eintretenden Besserung oder bis Zeichen von Chininvergiftung drohten.

Der eine Fall von gelbem Fieber kam am 20. Juli in Fernando Po 3 ° 35 ' N., 8 ° 46 ' O. vor (Temperatur bis + 107.9 F. = + 42.1 Cels. steigend, Delirium, Blutflecken der Haut, Blut im Stuhlgang und Urin, Eiweiss im Urin, dieser aber reichlich, gelbe Hautfärbung, Erbrechen, später mit etwas Blut gefärbt.) Hauptsächliche Behandlung anfangs mit Chinin (welches aber das Fieber nicht wegbrachte), Champagner und Wein, Waschungen mit Carbolwasser. Der Patient bekam im weiteren Verlauf der Krankheit eine eitrige Rippenfellentzündung, die operirt wurde. Später kam er ins Hospital nach St. Paul de Loando 8 ° 48 ' S., 13 ° 13 ' O. Der Kranke lebte noch im November.

7) Station Ostindien.

13 Schiffe mit 1700 Mann.

3041 Fälle von Krankheit und Verletzung = 1788.8 per 1000 Mann, 108.3 per 1000 mehr als 1870. 89 Invalidisirungen = 52.3 per 1000, 20.4 per 1000 weniger als 1870, 24 Sterbefälle = 14.1 per 1000, 5.3 per 1000 mehr als 1870. Durchschnittlich waren täglich 86.4 Mann auf der Krankenliste. Davon litten an:

Blattern	1,	davon starben	—,
Kuhpocken	3,	» »	—,
Wasserpocken	2,	» »	—,
Masern	1,	» »	—,
Scharlach	2,	» »	—,
Dengue (Polkafieber)	5,	» »	—,
Nervenfieber	1,	» »	1,
Einfach continuirlichem Fieber	130,	» »	1,
Kaltem Fieber	37,	» »	—,
Remittirendem Fieber	38,	» »	—,
Cholera	7,	» »	5,
Diarrhoe	310,	» »	—,
Dysenterie	23,	» »	2,

Primärer Syphilis...........	38, davon starben	—,	71 = 2.3 % aller Kranken,
Secundärer »	11, » »	—,	
Tripper....................	22, » »	—,	
Sonnenstich................	72, » »	1,	
Delirium tremens...........	2, » »	—,	
Verletzungen...............	540, » »	5,	
Es ertrank.................	—, » »	1,	

Das Dengue oder Polkafieber stammte von Aden (Cap Aden) 12° 47′ N., 45° 6.5′ O. und befiel die Mannschaften im Juli und August. Die Krankheit schien von Zanzibar 6° 9.6′ S., 39° 15′ O. gegen Ende Juni nach Aden verschleppt worden zu sein. Der Ausbruch der Epidemie traf übrigens zusammen mit einem heftigen Sandsturm. Gegen Ende August war die Epidemie im Erlöschen, weil schon beinahe die ganze Bevölkerung, Eingeborene wie Europäer das Leiden durchgemacht hatten, während auf den im Hafen liegenden Kriegsschiffen ausser den 4 Erkrankungen keine vorkamen, obgleich die Mannschaft häufigen Verkehr mit dem Lande hatte. Gewöhnlich begann die Krankheit mit dem Gefühl von allgemeinem Unwohlsein und Schwere und Abgeneigtheit zu körperlichen wie geistigen Anstrengungen, dann stellten sich Schmerzen im Nacken, Rücken und den Gliedern ein, besonders heftig in den Gelenken, die zuweilen sehr geschwollen waren. Am heftigsten waren Hand- und Fussgelenke und am längsten befallen. Starke Kopfschmerzen, geschwollenes rothes Gesicht, Augenlieder aufgetrieben, Augen roth, heisse Haut, rascher Puls, starkes Fieber, weisslich belegte Zunge. Die Haut fühlte sich weich an, der Stuhlgang war beinahe stets angehalten, später Uebelkeit, zuweilen Erbrechen. Das Fieber dauerte ungefähr 36 Stunden, dann Nachlass der Glieder- und Gelenkschmerzen, die aber erst einige, zuweilen viele Tage nach Aufhören des Fiebers ganz schwanden. Geringe Sterblichkeit. Behandlung: Schweis-, Urintreibende und schmerzstillende Mittel, Kälte auf den Kopf, magere Kost, nach Schwinden des Fiebers stärkende Mittel und Nahrung, Einreibungen der schmerzenden Gelenke. Die Quarantaine Adens soll nicht sehr genau sein. Der Hafen-Lootse functionirt zugleich als Gesundheitsbeamter, doch wurde in Suez desto strenger vigilirt. Das Nervenfieber stammte noch von Malta. Das kalte Fieber währte durchschnittlich 14 und 15, das remittirende (Küsten-Sumpf) Fieber 18 und 19 Tage.

Von Calcutta, Bombay und Bahrein 25° 55′ N., 50° 30′ O. stammte die Cholera, an der auch ein Assistenz-Arzt starb.

Vom Persischen Meerbusen wird gesagt, dass, während er schon durch seine klimatischen Verhältnisse Sonnenstich, Fieber und Darmleiden erzeuge, er auch der Cholera an seinen Küsten ein Brütnest biete (poröser Boden, viel Grundwasser, Vernachlässigung aller Gesundheitsmassregeln von Seiten der Eingeborenen, Quellen und fliessende Wasser werden durch Exremente verunreinigt). Die Cholera sei sonst in Bahrein 25°55′N., 50°30′O. endemisch, doch sei im Anfange des Jahres die Krankheit aus Persien von den durch die Hungersnoth vertriebenen Persern eingeschleppt worden.

Die Syphilis stammte besonders von Mahé 4° 37′ S., 50° 32′ O. (Seychellen).

Die an Scorbut litten, waren Kroomen. Sie hatten dieselbe Nahrung wie die übrigen Seeleute nach der Schiffsordnung erhalten, nur hatten sie sich nicht wie diese frische Kartoffeln mitgenommen, was sie nie thun. Die Neger seien durchaus nicht geeigneter als die Europäer vor dem Feuer zu dienen, sie würden aber viel genommen, weil sie billiger seien.

Der Scorbut war besonders in einem Falle schlimm: Verschwärung und Brandigwerden des Zahnfleisches, Loswerden der Zähne, unerträglicher Geruch des Athems, Knotenbildung vor den Schienbeinen, schmerzhafte Anschwellung der Beine und Füsse, rheumatismusähnliche Schmerzen überall, Blut aus Nase, Magen, Harnorganen, Abmagerung, Darniederliegen der Kräfte. Verdünnte Salzsäure that gute Dienste und preservirte Erbsen, preservirte Kartoffeln schienen nichts zu nützen, auch citronensaures Eisen mit Chinin hatte keinen besondern Effect. Der Citronensaft, welcher während der ganzen Zeit ebenfalls gebraucht wurde, war nicht immer von besonderer Qualität.

Es kamen in einem Schiffe allein an der südlichen Küste des persischen Meerbusens 62 Fälle von Sonnenstich vor.

8) Station China.

26 Schiffe mit 3200 Mann.

4354 Fälle von Krankheit und Verletzung = 1451.3 per 1000 Mann, 404 per 1000 weniger als 1870. 175 Invalidisirungen = 54.6 per 1000, 38.1 weniger als 1870, 52 Todte 16.2 per 1000, 15.5 per 1000 weniger als 1870. Wenn man den Untergang des Slaney im vorigen Jahre abzieht, so betrug die Sterblichkeit nur 0.6 per 1000 weniger.

Es waren durchschnittlich täglich 183.8 Mann auf der Krankenliste.

Davon litten an:

Blattern	33,	davon	starben	2,	
Masern	1,	»	»	—,	
Darmnervenfieber	4,	»	»	2,	
Kaltem Fieber	47,	»	»	—,	
Remittirendem Fieber	32,	»	»	—,	
Diarhoe	362,	»	»	1,	
Dysenterie	33,	»	»	6,	
Primärer Syphilis	172,	»	»	—,	zusammen 365
Secundärer »	77,	»	»	—,	= 8.4 % aller
Tripper	116,	»	»	—,	Kranken,
Wahnsinn	2,	»	»	—,	
Sonnenstich	14,	»	»	2,	
Delirium tremens	5,	»	»	3,	
Verletzungen	676,	»	»	5,	
Es ertranken				10,	

Die Blattern stammten von Hongkong und Yokohama, zum Theil aus dem Yoschiwara (Bordell-Quartier) dieser Stadt. Blattern sollen mehr oder weniger in jedem Winter in ganz China und Japan herrschen.

Vom 1. December 1870 bis 28. Februar 1871 sind in Yokohama allein, nach den veröffentlichten Sterbelisten, 41 Fremde an den Blattern gestorben. Die Eingeborenen sollen sehr gelitten haben, es kamen viele schwarze Blattern vor, welche alle tödtlich geendet haben sollen. In Folge von Vorstellungen wurde die japanesische Behörde vermocht, mit Impfung der eingeborenen Bevölkerung vorzugehen. In Hongkong wie in Yokohama wurde möglichst der Verkehr der Schiffsmannschaft mit der eingeborenen Bevölkerung verhindert. Im Hafen zu Hong-Kong fand man häufig die Leichen an Blattern Gestorbener im Hafen treibend.

Das Nervenfieber stammte von Hongkong und Hankow.

Hankow, welches voll böser Gerüche, soll dadurch sehr geeignet sein, Nervenfieber zu erzeugen, ähnlich wirkend im Grossen wie im Kleinen ein schlecht schliessendes Wasser-Closet.

Das einfache continuirliche Fieber war zum grossen Theil durch Erkältung oder Einwirkung der Sonne verursacht.

Das kalte Fieber währte durchschnittlich 14, das remittirende 12 Tage. Ein Theil der remittirenden Fieber wird auf die Ausdünstungen der Schiffswerfte zu Aberdeen oder Hong-Kong zurückgeführt. Besonders viel Erkrankungen an Diarrhoe und Dysenterie kamen bei Hankow vor. Der berichtende Arzt hielt die sumpfige Lage des Platzes für die veranlassende Ursache. Die Dysenterie fehlte, während der Fluss im Mai, Juni und Juli stieg, obgleich die drückend heisseste Zeit des Sommers war, trat auf, wenn die sumpfigen Ländereien bei fallendem Wasser der Sonne exponirt waren. In beiden Jahreszeiten wurde das Wasser des Flusses getrunken, weil es dem der Brunnen vorgezogen wird, und weil es durch Alaun geklärt und dann gefiltert für durchaus sicher gehalten wird. Die Mannschaften bekamen in beiden Zeiten egal viel Urlaub und in ihren Excessen war auch kein Unterschied. Die Eingeborenen litten zur selben Zeit ebenfalls an der Krankheit, sogar Katzen und Hunde, besonders Wachtel- und Hühnerhunde leiden viel an Dysenterie und starben oft daran. Von Vortheil zeigte sich folgende Behandlungsmethode: Der Kranke ward im Bett gehalten, als Nahrung Brot und Milch und stündlich oder zweistündlich Pillen von 18 oder 30 Centigramme Ipecacuanha gegeben. Darnach liess der Abgang von Blut und Schleim nach und reichliche galligte Stühle traten ein, während aller Schmerz und Drang aufhörte, dabei wurde für Transpiration gesorgt. Uebelkeit zeigte sich mitunter, selten Brechen bei Verabreichung des Mittels. Auch Klystiere von Stärke mit Opium brachten Erleichterung im Anfange der Krankheit, später Klystiere mit Lösungen von Zink- oder Kupfervitriol oder Höllenstein mit kleinen Mengen Opium, zugleich innerlich 1 Pille aus 6 Centigramme Opium. In der Reconvalescenz wurde Schwefelsaures Eisen mit Chinin als Stärkungsmittel gegeben. Die Nahrung stieg vorsichtig von Milch und Brot zu Reispudding, beef-tea, Kückenbrühe und solider Nahrung, um Rückfälle zu vermeiden.

In Beziehung auf Syphilis werden Hongkong und Yokohama, in welchen Plätzen die Contagious diseases act in Kraft ist, gerühmt, während Singapore, wo dieselbe bis April 1871 noch nicht eingeführt war, die Krankheit viel verursachte.

Eines der Schiffe hielt sich auf in:
Singapore. 110 Tage, u. es gingen durch an Syphilis Erkrank. verl. 1280 Dienstage.
Yokohama 176 » » » » » » » » » 56 »

Auch über Penang 5° 25 N., 100° 21′ 2′ O., wo die Prostituirten ebenfalls nicht untersucht werden, wird geklagt.

Der grosse Nutzen, welchen in Yokohama das von der japanesischen Regierung für Prostituirte errichtete Hospital (lock hospital) brachte, veranlasste die Consule Amerikas, Englands und anderer europäischer Staaten, unterstützt vom englischen Admiral, die Errichtung einer ähnlichen Institution in Nagasaki zu beantragen, was auch gelang und wo eine Art Aufsicht englischer Marineärzte zugleich erlangt wurde. Auch sonstige Massregeln gegen umherschweifende sich Prostituirende wurden getroffen. Es fanden sich 813 anerkannt Prostituirte in Nagasaki, wovon 433 wenigstens einmal im Monat zur Untersuchung in's

Hospital kamen, viele freiwillig, um, wenn krank befunden, dort zurückgehalten und kurirt zu werden. Die übrigen 380 Frauenzimmer wurden von den Fremden wie auch von Chinesen und Japanesen monatsweise gemiethet.

Das Hospital wurde leider später wieder geschlossen ohne dass man den Consuln vorher davon Nachricht gab; auf Erkundigung des englischen Consuls erwiderte der Gouverneur von Nagasaki: »Die Herzen des Volkes wären noch nicht ganz danach gestimmt, den Befehlen und Anordnungen des Lock hospital zu gehorchen, so bald sie es seien, sollte es wieder geöffnet werden (the hearts of the people were not yet fully prepared to obey the orders and regulations of the Lock Hospital, but as soon as they were, it should be opened again).

Uebrigens soll das Missverhalten eines eingeborenen Arztes die veranlassende Ursache dieser Massregel gewesen sein.

9) **Station Australien.**

7 Schiffe mit 820 Mann.

1199 Fälle von Krankheit und Verletzung = 1462 per 1000 Mann, 3.3 per 1000 mehr als 1870. Es wurden 6 Mann invalidisirt = 7.3 pr. 1000, 4.4 per 1000 weniger und starben 5 Mann, 1.3 per 1000 mehr als 1870. Im Durchschnitt waren täglich 36.1 Mann auf der Krankenliste. Davon litten an:

Einfach continuirlichem Fieber	4,	davon starben —,	
Kaltem Fieber	4,	» » —.	
Remittirendem Fieber	3,	» » —,	
Diarrhoe	42,	» » —,	
Dysenterie	1,	» » —,	
Primärer Syphilis	11,	» » —,	71 = 5.9 % aller Erkrankten.
Secundärer »	8,	» » —,	
Tripper	52,	» » —,	
Sonnenstich	1,	» » —,	
Delirium tremens	2,	» » —,	
Verletzungen	340,	» » 1.	
Es ertranken		3.	

In Hinsicht auf Syphilis wird Sydney gerühmt, denn obgleich die Prostitution daselbst verbreitet ist und die Seeleute viel Urlaub hatten, kam doch nur wenig Ansteckung vor.

Ein Mann wurde im Gefecht mit den Eingeborenen auf der Insel Nukapu 10° 5′ S., 165° 58′ O. durch einen Pfeil verwundet und starb an Starrkrampf.

10) **Unregelmässige Macht,**

enthaltend die verschiedenen fliegenden Eskader und einzelne nach verschiedenen Punkten gesendete Schiffe.

57 Schiffe mit 9000 Mann.

11,604 Fälle von Krankheit und Verletzung = 1289.3 per 1000 Mann, 42.2 per 1000 weniger als 1870. Invalidisirungen 225 = 25 per 1000 Mann, 0.8 per 1000 mehr als 1870, Todte 80 = 9.1 per 1000, 0.7 pr. 1000 weniger als 1870. Es waren durchschnittlich 411.1 Mann täglich auf der Krankenliste.

Davon litten an:

Blattern	15,	davon starben 1,	
Kuhpocken	29,	» » —,	
Scharlach	7,	» » —,	
Masern	7,	» » —,	
Darmnervenfieber	7,	» » 3,	
Einfach continuirlich. Fieber	428,	» » —,	
Gelbem Fieber	2,	» » 2,	
Kaltem Fieber	41,	» » —,	
Remittirendem Fieber	42,	» » —,	
Cholera	3,	» » —,	
Diarrhoe	574,	» » —,	
Dysenterie	26,	» » 3,	
Primärer Syphilis	280,	» » —,	zus. 698 = 6 % aller Kranken,
Secundärer »	123,	» » —,	
Tripper	295,	» » —,	
Wahnsinn	10,	» » —,	
Sonnenstich	11,	» » 3,	
Delirium tremens	4,	» » —,	
Verletzungen	2676,	» » 14,	
Es ertranken		13,	
Selbstmord		1.	

Die Blattern waren aus Häfen in England und Malta.

Das einfach continuirliche Fieber, durch klimatische Einflüsse veranlasst, stammte hauptsächlich von Sierra Leone und Bombay, bei Vielen bildete Chinin die Hauptbasis der Behandlung, mit Abführmitteln verbunden, wo keine Diarrhoe vorhanden war, mit Reizmitteln, wenn die Kräfte sehr sanken.

Was die Cholera anbetrifft, so bleibt es fraglich, ob alle 3 Fälle ächte Cholera waren.

Die 3 tödtlichen Fälle von Sonnenstich kamen am selben Tage auf einem Schiffe im rothen Meer vor unter $14^{0}\ 49'$ N., $42^{0}\ 14'$ O.

Die Temperatur betrug auf dem oberen Deck $+\ 90^{0}$ F. $= +\ 25.77^{0}$ R., auf dem unteren Deck $+\ 100 - +\ 105^{0}$ F. $= +\ 30.2 - +\ 32.4^{0}$ R. und in den Küchenräumen, wo sich die Befallenen hauptsächlich aufhielten, es waren 1 Koch und 2 Stewards, $+\ 120 - +\ 130^{0}$ F. $= +\ 39.1 - +\ 43.55^{0}$ R.

Alle 3 Gestorbenen waren Säufer und von schwacher Constitution, der Eine von ihnen hatte seit 3 Tagen fast nichts gegessen.

Der berichtende Arzt sagt, dass nicht gerade directe Einwirkung der Sonnenstrahlen nöthig, um dergleichen Fälle von Sonnenstich oder Hitzschlagfluss hervorzubringen, die erhöhte Temperatur allein genüge.

Bald ist die Krankheit einem heftigen continuirlichen Fieber ähnlich, geht zuweilen in Bewusstlosigkeit über und endet tödtlich. Oder es ist starker Kopfschmerz vorhanden, mit Lichtscheu und verengter Pupille, gefolgt von unterlaufenen Augen, Schläfrigkeit, heftigem Delirium und Convulsionen, dann Bewusstlosigkeit mit erweiterten Pupillen. Die Haut ist trocken und stechend heiss. Der Anfangs volle und feste Puls wird bei Abnahme der Gehirnfunctionen zusammendrückbar, klein und rasch. Die Thätigkeit des Herzens ist aufgeregt und stürmisch, das Athmen langsam und erschwert und der Tod tritt nicht selten schon innerhalb 5 Stunden ein.

Einiges über die ganze Macht zusammen.

Die ganze Macht betrug 47,460 Mann, wegen mangelhafter Berichte werden davon 200 abgezogen und nur 47,260 bei der Berechnung des Krankenstandes zu Grunde gelegt, für die Todesfälle und Individualisirungen aber die erstere Zahl.

Es kamen 57,231 Fälle von Erkrankungen und Verletzungen vor *) = 1210.9 per 1000 Mann, 12.1 per 1000 weniger als 1870. Es wurden 1523 Mann invalidisirt und starben 404, Ersteres = 32 und Letzteres = 8.5 per 1000 Mann. Es wurden 3.2 per 1000 weniger invalidisirt und starben 11.1 per 1000 weniger als 1870. Täglich waren durchschnittlich 2175.1 Mann auf der Krankenliste = 45.8 per 1000, 0.5 pr. 1000 weniger als 1870.

Es waren täglich von 1000 Mann krank auf der:

			durch Krankheit	durch Gewalt
Heimathlichen Station	40.9	und starben pr. 1000 Mann	5.3,	1.3,
Mittelmeer Station	56.2	» » » » »	9.2,	1.7,
Nordamerika u. Westindien Stat.	45.2	» » » » »	4.5,	1.9,
Südostküste von Amerika Station	33	» » » » »	3.7,	1.8,
Stilles Weltmeer Station	52.2	» » » » »	4.5,	1.7,
Westküste von Afrika und Cap der guten Hoffnung Station	62.3	» » » » »	10,	1.5,
Ostindien Station	50.8	» » » » »	10.5,	3.5,
China Station	57.4	» » » » »	11.5,	4.6,
Australien Station	44	» » » » »	1.2,	4.8,
Unregelmässige Macht	45.6	» » » » »	6,	3.1.

Zu erwähnen ist noch, dass vorkamen 3051 Fälle von Rheumatismus, davon per 1000 Mann auf der Station Westküste von Afrika und

Cap der guten Hoffnung	95.2,
» » » Stilles Weltmeer	81.9,
» » » China	99.3,
» » » Südostküste von Amerika	79.1,
Unregelmässige Macht	73.5,
» » » Ostindien	72.2,
» » » Nordamerika u. Westindien	70.6,
» » » Australien	70.5,
» » » Mittelmeer	66,
» » Heimathlichen Station	53.3,

2424 Fälle von Syphilis (1701 primär, 723 secundär) wurden behandelt, dazu 1934 Fälle von Tripper und 774 Fälle von Hoden- und Nebenhoden-Entzündung, zusammen 5132 = 8,97 % aller Kranken und Verletzten, oder nach Abzug von 11,874 Verletzungen, Verbrennungen und anderen äusseren Schädlichkeiten 11.3 % aller Erkrankungen.

---

*) Es möchte wünschenswerth und von Interesse erscheinen, wenn angegeben würde:
1) Wie oft die einzelnen Mannschaften erkrankten.
2) wie Viele nur an äusseren Uebeln litten und
3) wie Viele überhaupt gesund blieben.

Es ertranken	49	= 1.03	per 1000 der ganzen Mannschaft,
» starben durch Selbstmord	3	0.06	» » » » »
wurden wahnsinnig	50	1.05	» » » » »
An Epilepsie litten	128	2.7	» » » » »
» Lungenschwindsucht	245	= 5.16	» » » » »

Die Mannschaften machten an Bord und im Hospital zusammen 793,936 Krankheitstage durch, davon kamen auf primäre und secundäre Syphilis zusammen 93,768 Tage, auf Tripper, ungerechnet die Nebenhodenkrankheiten, 30,575, zusammen 124,343 = 15.7 % aller Krankheitstage.

Die Mannschaften der englischen Marine bekamen wöchentlich:

140 Unzen Bisquit,
24 » preservirtes Ochsenfleisch,
32 » gesalzenes do.
48 » » Schweinefleisch,
15.6 » Erbsen,
18 » Mehl,
1.5 » Talg,
3 » Rosinen,
4 » preservirte Kartoffeln,
4 » Reis,
14 » Zucker,
7 » Cacao,
1.75 » Thee,
17.5 » Rum,
5 » Essig,
Pfeffer etc.

Bisquit, Zucker, Cacao, Thee, Rum gab man ihnen täglich, die anderen Nahrungsmittel vertheilt.

Nach 14 Tagen zur See bekamen sie täglich 1 Unze Zucker und 0.5 Unze Citronensaft.

Die Austheilung von Citronensaft begann im Jahre 1795.

Druck von Ackermann & Wulff.

www.ingramcontent.com/pod-product-compliance
Lightning Source LLC
LaVergne TN
LVHW080756300926
849162LV00008BA/1825
* 9 7 8 3 1 1 2 6 8 0 6 5 0 *